Een stralende lach

Een stralende lach

Anna Beeftink

Bohn Stafleu van Loghum
Houten 2007

© Bohn Stafleu van Loghum, 2007

Alle rechten voorbehouden. Niets uit deze uitgave mag worden verveelvoudigd, opgeslagen in een geautomatiseerd gegevensbestand, of openbaar gemaakt, in enige vorm of op enige wijze, hetzij elektronisch, mechanisch, door fotokopieën of opnamen, hetzij op enige andere manier, zonder voorafgaande schriftelijke toestemming van de uitgever.

Voor zover het maken van kopieën uit deze uitgave is toegestaan op grond van artikel 16b Auteurswet 1912 j° het Besluit van 20 juni 1974, Stb. 351, zoals gewijzigd bij het Besluit van 23 augustus 1985, Stb. 471 en artikel 17 Auteurswet 1912, dient men de daarvoor wettelijk verschuldigde vergoedingen te voldoen aan de Stichting Reprorecht (Postbus 3051, 2130 KB Hoofddorp). Voor het overnemen van (een) gedeelte(n) uit deze uitgave in bloemlezingen, readers en andere compilatiewerken (artikel 16 Auteurswet 1912) dient men zich tot de uitgever te wenden.

Samensteller(s) en uitgever zijn zich volledig bewust van hun taak een betrouwbare uitgave te verzorgen. Niettemin kunnen zij geen aansprakelijkheid aanvaarden voor drukfouten en andere onjuistheden die eventueel in deze uitgave voorkomen.

ISBN 978 90 313 5024 7
NUR 887

Ontwerp omslag: ...
Ontwerp binnenwerk: ...
Automatische opmaak: Pre Press, Zeist
Tekeningen: Anna Beeftink

Bohn Stafleu van Loghum
Het Spoor 2
Postbus 246
3990 GA Houten

www.bsl.nl

Distributeur in België:
Standaard Uitgeverij
Mechelsesteenweg 203
2018 Antwerpen

www.standaarduitgeverij.be

Voorwoord

Cosmetische tandheelkunde houdt zich bezig met het verfraaien van het gebit. Je wilt een witter of regelmatiger gebit. Wat is mogelijk? Hoe heten de verschillende behandelingen? Hoe leg ik mijn tandarts uit wat ik wil? Kan het wel wat ik wil? Allemaal vragen die bij je opkomen op het moment dat je de beslissing hebt genomen 'iets aan je tanden te laten doen'. Wachten tot je achterover in de tandartsstoel ligt en vervolgens ervan uitgaan dat je tandarts 'wel weet wat je bedoelt' is niet meer van deze tijd. Misschien denken jullie wel heel verschillend over jouw wensen, en dan kan de behandeling voor beiden op een teleurstelling uitlopen.

Dit boek kan je helpen bij je beslissing. Het zorgt ervoor dat je beter beslagen ten ijs komt en zal veel vragen en onzekerheden bij jou wegnemen. In dit boek worden zeker niet alle mogelijkheden genoemd; er zijn immers altijd veel wegen die naar Rome leiden. Overleg met je behandelaar is dan ook altijd het startpunt voor een geslaagde behandeling.

Indeling van het boek

Tandartsen denken vaak in oplossingen en technieken; logisch, zo wordt hun dat geleerd op de universiteit. Jij als cliënt ziet die ene bruine tand die je niet wilt, of dat spleetje dat je niet mooi vindt. Omdat dit boek voor jou als cliënt is geschreven, is het ingedeeld met jouw vragen als uitgangspunt.

INLEIDING

De inleiding geeft je achtergrondinformatie over je gebit. Beschreven wordt hoe een gezond gebit eruit hoort te zien, wat gezond met mooi te maken heeft en wat in het algemeen als mooi wordt ervaren. Alles over de normale lengte-, vorm- en kleurverschillen van tanden komt aan bod, zodat je beter met je tandarts kunt overleggen.

HOOFDSTUK 1
Hoofdstuk 1 gaat over wat je zelf kunt doen. Alles wat je zelf doet om je gebit gezond te houden is meegenomen. Je tandarts kan je voorlichten over mondgezondheid, hij kan je gebit niet gezond houden voor je, dat kun je alleen zelf. Jij ziet jezelf elke dag, je tandarts zie je één of enkele keren per jaar.

HOOFDSTUK 2
De meest voorkomende vragen die ik in de praktijk voor cosmetische tandheelkunde tegenkwam, zijn opgesomd in hoofdstuk 2. Bij elk probleem staat beschreven wat mogelijke oplossingen zijn en als het nodig is staat de oorzaak beschreven. Tandheelkundige termen worden alleen genoemd als dat handig is voor het overleg met je tandarts, of om zelf foldermateriaal of andere informatie te kunnen lezen.

HOOFDSTUK 3
In dit hoofdstuk komen de meest voorkomende cosmetische behandelingen aan de orde, met een verwijzing naar de verschillende problemen uit hoofdstuk 2. Er zijn veel wegen die naar Rome leiden, vandaar ook dat bij elke behandeling de voor- en nadelen worden genoemd. De uiteindelijk gekozen behandeling moet bij jou passen, maar moet ook een behandeling zijn die jouw tandarts 'in de vingers' heeft, deze combinatie zal het beste resultaat geven.

LIJST VAN GEBRUIKTE TANDHEELKUNDIGE TERMEN
Ten slotte is in dit boek een verklarende woordenlijst opgenomen van in de tandheelkunde veel gebruikte termen. Handig om te ontdekken dat de geheimtaal die je boven je hoofd hoort van tandarts en assistente toch niet zo geheim is, en om bijvoorbeeld je factuur of een verwijsbrief te kunnen lezen.

Dankwoord
Peter Gijsbers, uitgever, die na een eerste telefoontje al enthousiast was over dit project. Dank je Peter, voor het directe vertrouwen en de prettige samenwerking.
Drs. Hans A. Kelderman, MMSc, bevlogen orthodontist te Zeist, wil ik hartelijk danken voor zijn bijdrage aan het gedeelte over orthodontie en zijn feedback op dit deel van het manuscript.
Lucas van Lier, tandarts. Tijdens mijn studie een van mijn docenten, nu alweer jaren lang bevriend collega. Dank je Lucas, dat ik voor elke foto of vraag je praktijk kon binnenlopen.
Martien Sliedrecht, tandarts-implantoloog te Leersum, dank ik voor

het enthousiaste delen van zijn praktijkervaring aangaande het implanteren en de prettige samenwerking gedurende de afgelopen jaren.

Dr. Peter J. van Strijen en Frits B.T. Perdijk, kaakchirurgen te Ede, dank voor jullie bijdrage aan het gedeelte over kaakchirurgie en de gecombineerde behandeling orthodontie-kaakchirurgie.

Esmeralda van Vloten, met heel veel plezier hebben we jarenlang samengewerkt in de praktijk voor algemene en esthetische tandheelkunde. Naast je werkzaamheden als assistente leverde je ook vele ideeën voor foldermateriaal voor de praktijk. Deze ideeën hebben een plaats in dit boek gekregen. Esmeralda, mijn hartelijke dank hiervoor.

Hermiona van Zetten, tandarts, collega en vriendin vanaf de studietijd, ben ik veel dank verschuldigd voor het nauwkeurige vakinhoudelijk leeswerk van het manuscript. Hermiona, mijn hartelijke dank voor je collegiale samenwerking en je vriendschap gedurende de afgelopen jaren.

En last but not least mijn geliefde, *John van Grunsven*, voor zijn aanmoedigingen tijdens het schrijfproces en het kritisch lezen van alweer een manuscript.

Inhoud

	Voorwoord	5
	Inleiding	12
	Wat is mooi?	12
1	**Wat kun je zelf doen?**	22
1.1	Poetsen	22
1.2	Interdentaal reinigen	24
1.3	Slechte adem behandelen	28
1.4	Koortslip behandelen	29
1.5	Thuis bleken	30
1.6	Gebitsonderhoud voor beugeldragers	33
2	**Problemen en hun oplossingen**	36
2.1	Ik heb een spleet tussen mijn voortanden	36
2.2	Tussen al mijn tanden zitten spleetjes	44
2.3	Eén voortand staat scheef	51
2.4	Al mijn tanden staan scheef	60
2.5	Eén voortand is verkleurd	61
2.6	Ik heb verkleuring door mijn gehele gebit	66
2.7	Eén tand of kies is raar van vorm	72
2.8	Al mijn tanden zijn anders van vorm	76
2.9	Er ontbreekt één voortand	80
2.10	Er ontbreken meer tanden en/of kiezen	83
2.11	Eén kroon is lelijk	84
2.12	Ik heb een probleem met de stand van al mijn tanden	86
2.13	Ik heb veel verschillende restauraties, die niet bij elkaar passen	87
2.14	Ik ben lang niet bij de tandarts geweest	89
2.15	De stand van mijn kaken heeft een ongunstige invloed op mijn profiel	90

3	**Beschrijvingen van behandelingen**	96
3.1	Specifiek cosmetisch behandelplan	96
3.2	Ik wil van tevoren zien hoe het gaat worden	98
3.3	Ik wil alleen maar zes mooie voortanden	99
3.4	Uitwendig bleken	99
3.5	Inwendig bleken	104
3.6	Beslijpen	108
3.7	Composietopbouw	110
3.8	Composietvulling	113
3.9	Vastzetten van een afgeslagen tandhoek	117
3.10	Een kroonrand maskeren met composiet	120
3.11	Composietfacing	121
3.12	Kunststof inlay	123
3.13	Behandeling bij indirect gemaakte werkstukken	126
3.14	Porseleinen facing	128
3.15	(Opgebakken) porseleinen kroon	130
3.16	Brug	135
3.17	Etsbrug	137
3.18	Implantaat	140
3.19	Orthodontie	145
3.20	Spalken	150
3.21	Plaatje	151
3.22	Harde splint	153
3.23	Gecombineerde behandeling, kaakchirurgie en orthodontie	155
3.24	Volledige (overkappings)prothese	158
	Lijst van gebruikte tandheelkundige termen	161
	Literatuur	174

INLEIDING

Inleiding

Natuurlijk hebben we het allemaal op tv gezien, de 'extreme make-overs', waarbij en passant het hele gebit wordt meegenomen. Dat zou ik ook wel willen, heb je misschien gedacht. Hoe zou mijn gebit eruit kunnen zien? Wat kan mijn eigen tandarts? Wat zou het kosten? Dat zijn vragen die meteen bij je opkomen. Allereerst een waarschuwing, de make-overs op tv geven een vertekend beeld. Je ziet de tandarts drie seconden aan het werk en direct daarna komt de gelukkige kandidaat met een prachtige smile in beeld. Mijn assistente en ik hadden het altijd druk met voorlichting als er zo'n uitzending was geweest. 'In het echt' moet een complete make-over van je gebit namelijk van tevoren heel goed besproken en voorbereid worden. Ingaan op wat kan misgaan en wat er in dat geval gedaan wordt is geen overbodige luxe. In de tv-programma's gaat nooit iets mis. Ook is het van belang uitvoerig de beginsituatie op te nemen. Voor ieder gebit zijn er andere oplossingen.

In de komende hoofdstukken probeer ik je wegwijs te maken in de tandheelkundige mogelijkheden en onmogelijkheden. Met veel afbeeldingen, zodat je 'jouw' situatie gemakkelijk terug kunt vinden. Voor het leesgemak heb ik de tandarts en de mondhygiënist in dit boek 'hij' genoemd. Mijns inziens is de sekse van je tandarts niet van belang, feeling en liefde voor het vak zijn dat des te meer.

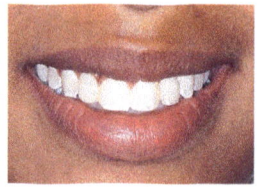

Afbeelding 0.1 Een gaaf gebit geeft je een prachtige lach.

Wat is mooi?

Een gezond gebit is (helaas) niet altijd ook een mooi gebit. Veel mensen zijn zuinig op hun gave tanden, onderhouden hun gebit prima, maar zijn desondanks niet tevreden met het uiterlijk ervan. Andersom gaat de redenering wél op: een ongezond gebit is nooit mooi! Het spreekwoord zegt weliswaar: 'Beauty is in the eye of the beholder' ('de kijker bepaalt of het mooi is'), maar dit is slechts ten dele waar. Schoonheid is niet alleen afhankelijk van smaak, maar is ook vast te pinnen op allerlei wetmatigheden.

Een mooi en aantrekkelijk gebit is:
- gezond: geen ontstekingen, geen gaatjes;
- schoon en fris: geen tandsteen, geen plak, geen slechte adem;
- regelmatig van vorm: geen elementen (tanden of kiezen) die extreem buiten de rij uitsteken;
- geen zichtbaar ontbrekende elementen;
- regelmatig van kleur: geen extreme kleurverschillen, vlekken of verkleuringen.

Daarnaast bestaan er veel cultuurgebonden schoonheidsidealen, die echter buiten de reikwijdte van dit boek vallen.

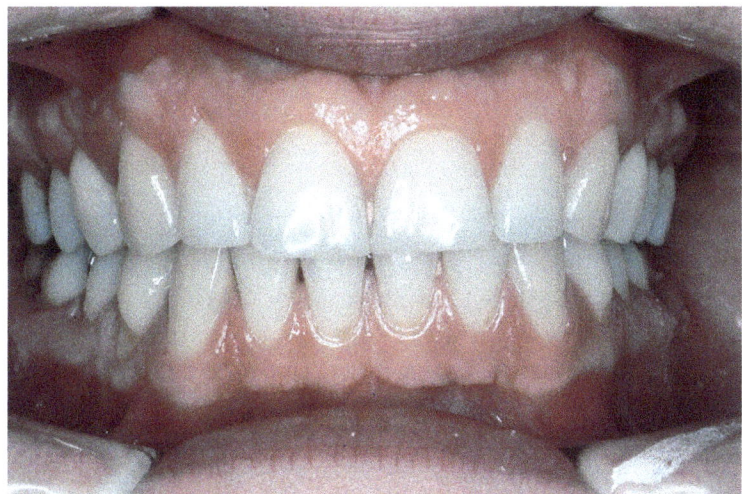

Afbeelding 0.2 *Een gezond, gaaf gebit.*

WAAROM EEN GEZOND GEBIT?

Een gezond en volledig gebit bepaalt voor een groot deel hoe je bij een eerste ontmoeting overkomt op de ander. Een stralende glimlach is je beste visitekaartje. Is je gebit niet schoon, onvolledig of onverzorgd, dan zal dit altijd afbreuk doen aan je uitstraling. Denk niet: Niemand ziet het, want ik houd mijn mond dicht, want dat werkt niet. Met een gespannen lachje of samengeknepen lippen zul je juist extra de aandacht vestigen op je gebit. Dit betekent geenszins dat je gebit perfect moet zijn. Zolang het fris en goed verzorgd is en jij er zelf tevreden over bent, is het oké. Let wel, verraad sijpelt uit alle poriën: ben je niet echt tevreden, maar zeggen anderen dat je het 'zou moeten zijn', dan is je uitstraling niet optimaal. Je bent dan waarschijnlijk gewend achter je hand te lachen of je hebt 'een strak lachje', waarbij je probeert je tanden enigszins achter je lippen te verbergen. Helaas vestigt dit juist de aandacht op datgene wat je verborgen wilt houden.

Afbeelding 0.3 Door te proberen een lelijk gebit te verbergen, vestig je er juist de aandacht op.

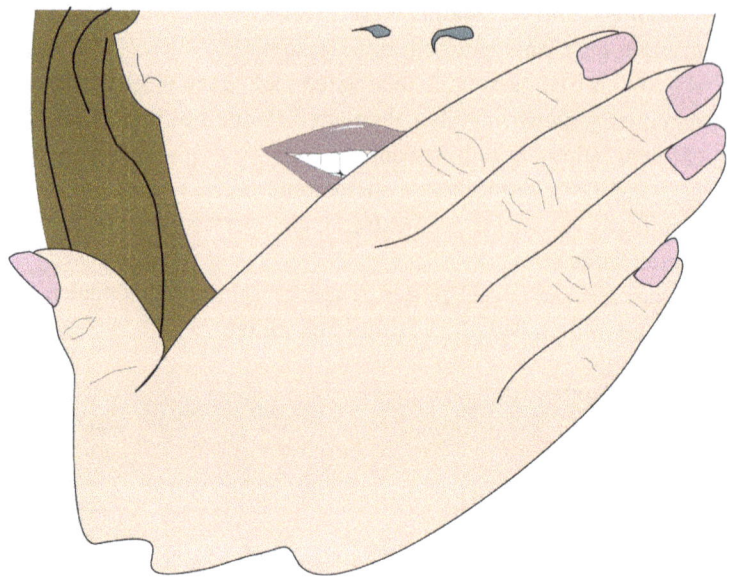

Misschien ben je geneigd de vraag te stellen: 'Ik wil alleen maar zes mooie voortanden, kunnen we de rest niet zo laten zoals het is?' Met 'de rest' worden dan meestal niet-gave tanden en kiezen bedoeld. Het antwoord op je vraag zal normaal gesproken 'nee' zijn. Niet-gave tanden en kiezen en ongezond tandvlees zorgen voor ziekmakende bacteriën in je mond. Een ongunstige uitgangssituatie. Bovendien heeft je tandarts een eed afgelegd om jouw gebit naar beste weten en kunnen te behandelen en ervoor zorg te dragen dat jij je gebit zo lang mogelijk gezond houdt. Zes mooie voortanden in een verwaarloosd gebit zetten is een tot mislukken gedoemd plan dat je tandarts niet zal willen uitvoeren.

HOE ZIET EEN GEZOND GEBIT ERUIT?

Aantal tanden en kiezen
Een ander woord voor tanden en kiezen is gebitselementen of elementen. Het gezonde volwassen gebit heeft, inclusief verstandskiezen, 32 elementen.
Ook zonder de verstandskiezen, dus met 28 gebitselementen, noemen we het gebit volledig. Verstandskiezen heb je niet echt nodig, tegenwoordig zijn ze bij veel mensen niet eens meer aangelegd. Zowel in de bovenkaak als in de onderkaak heb je:
- 4 snijtanden;
- 2 hoektanden;

- 4 premolaren (valse kiezen);
- 4 molaren (ware kiezen);
- 2 verstandskiezen.

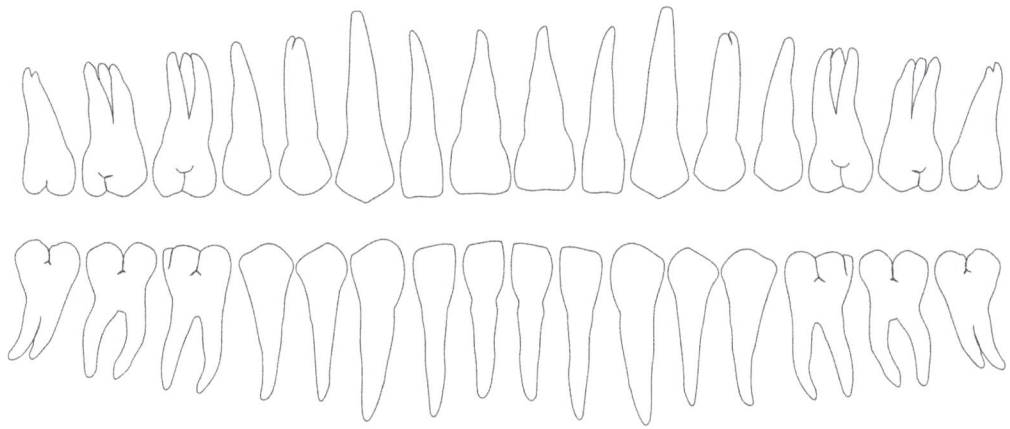

Afbeelding 0.4 *Een gezond gebit heeft inclusief verstandskiezen 32 elementen.*

Kleur van de elementen.

Ook in een normaal gezond gebit zijn niet alle tanden en kiezen hetzelfde van kleur. Normaal gesproken zijn de kleine snijtanden (lateralen) in je bovenkaak het lichtst van kleur en je hoektanden het donkerst. De middelste snijtanden (centralen) in de bovenkaak zitten er qua kleur tussenin.

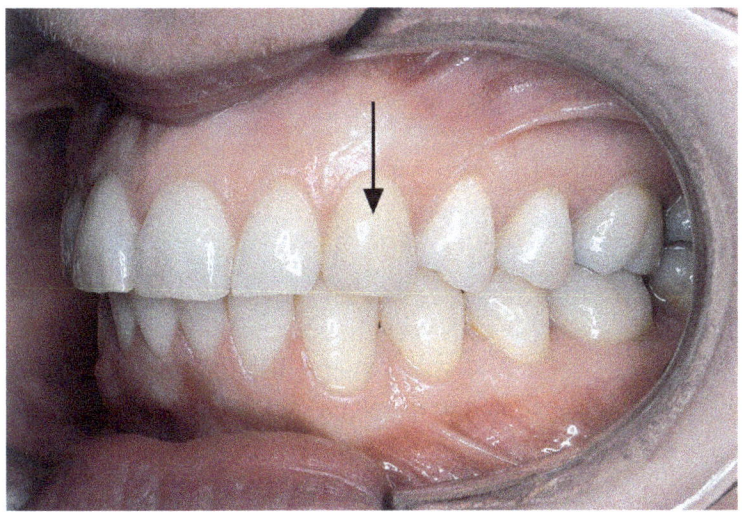

Afbeelding 0.5 *Van nature is de hoektand de meest gele tand van je gebit.*

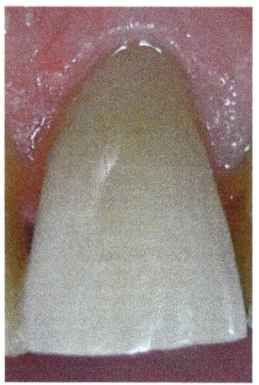

Afbeelding 0.6 Een natuurlijk element is uit verschillende kleuren opgebouwd.

Een tand of kies is zelf al opgebouwd uit meer verschillende kleuren. Normaal gesproken zal het je wellicht niet opvallen, maar als er een lelijke kroon in je gebit aanwezig is die maar uit één kleur bestaat, dan zie je opeens duidelijk dat dat niet natuurlijk is. De snijrand van tanden is transparant, omdat deze alleen uit glazuur bestaat. De snijrand lijkt daardoor blauwachtig. Het middengedeelte van de tand is het witst, de rand langs het tandvlees is weer donkerder.

Worden er vier hagelwitte kronen op de voortanden geplaatst, dan lijkt het alsof je vier schoolbordkrijtjes of kauwgompjes in je mond hebt, in plaats van tanden.

Vorm van de elementen

Normaal gesproken zijn de centrale snijtanden in de bovenkaak langer dan de laterale en weer even lang als de hoektanden.
Bij mensen die erg veel knarsen of nagelbijten, zie je vaak dat alle tanden recht en kort zijn geworden door slijtage.
Ook als er kronen of facings zijn gemaakt, zie je vaak dat alle snijtanden even lang zijn gemaakt. Dit oogt erg kunstmatig.
Een klein lengteverschil is veel natuurlijker en laat je front (snijtanden en hoektanden) er niet als een blok uitzien.
De hoektanden, premolaren en molaren hebben geen rechte snijrand maar een punt. Naarmate je ouder wordt, slijten de punten wat af.

Afbeelding 0.7 De frontelementen horen verschillend van vorm te zijn.

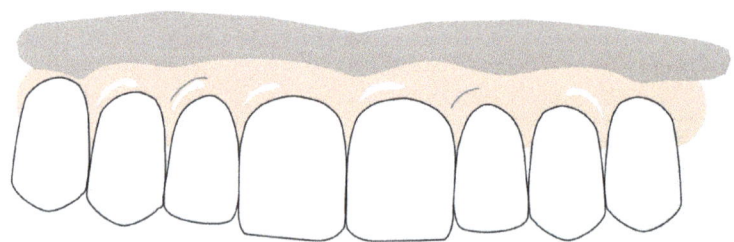

Symmetrie

Een gezond gebit is meestal redelijk symmetrisch. Honderd procent symmetrie is niet natuurlijk en ook niet wenselijk.

Gezond tandvlees

Onderschat de uitstraling van gezond tandvlees niet. Gezond tandvlees is, als je een blanke huidskleur hebt, heel lichtroze, als je een

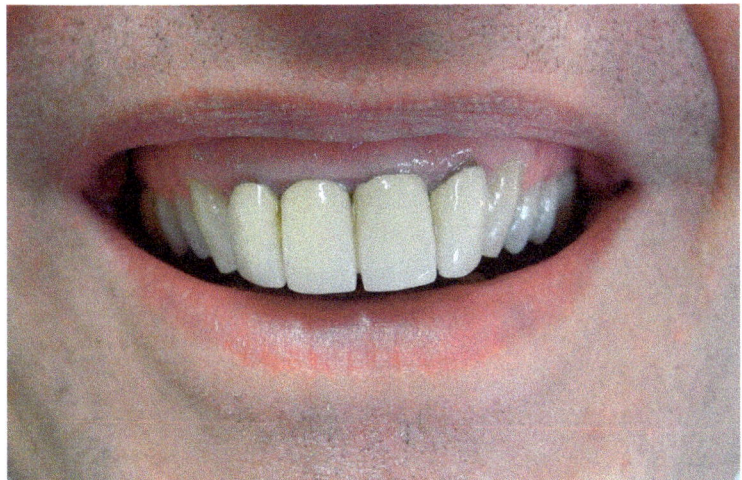

Afbeelding 0.8
Onnatuurlijk recht gemaakte kronen.

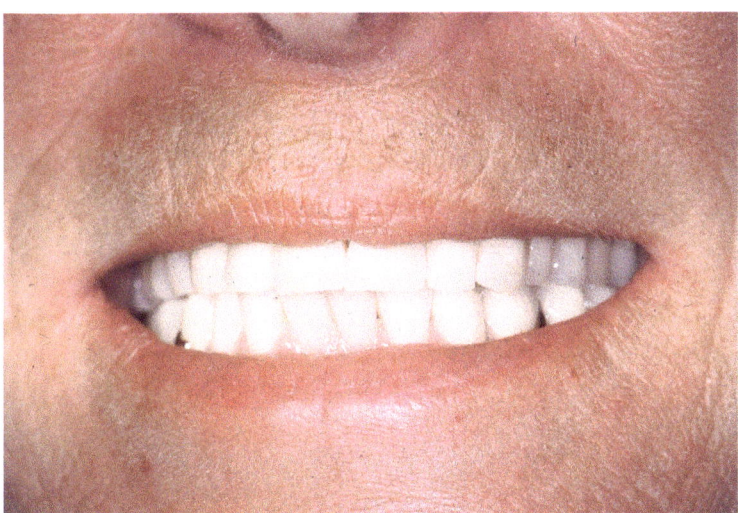

Afbeelding 0.9 Alle tanden precies even lang maken geeft een onnatuurlijk beeld.

donkerder huidskleur hebt meer naar bruin toe. Donkerrood is in beide gevallen ongezond. Gezond tandvlees ligt strak om de tanden en kiezen heen en bloedt niet bij aanraking. Glazig, gezwollen, donkerrood tandvlees is niet alleen ongezond, het oogt ook niet mooi en fris.

Uitstraling
De uitstraling van je gezicht wordt deels bepaald door de vorm van je tanden en je gebit. Brede, rechte tanden ogen mannelijk, afgeronde elementen ogen vrouwelijker en zachter.
Staan je voortanden iets naar voren, dan oog je meestal wat vrien-

Afbeelding 0.10a Niet-afgesleten voortanden bij een jong gebit zonder slijtage.

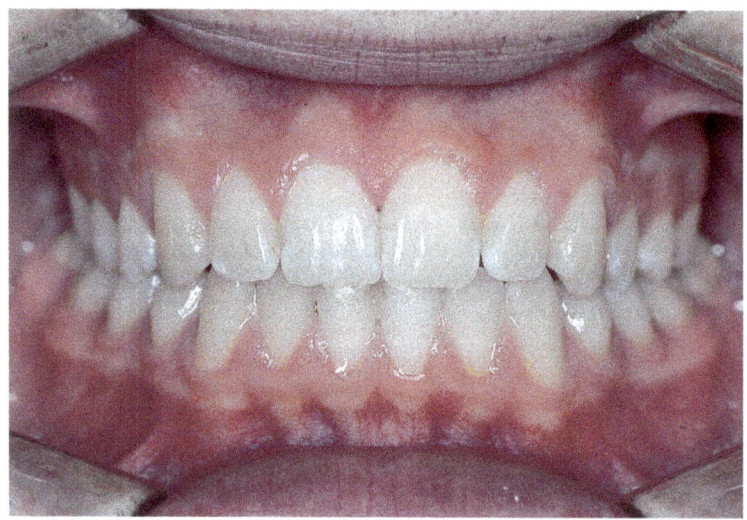

Afbeelding 0.10b Afgesleten voortanden bij een ouder gebit.

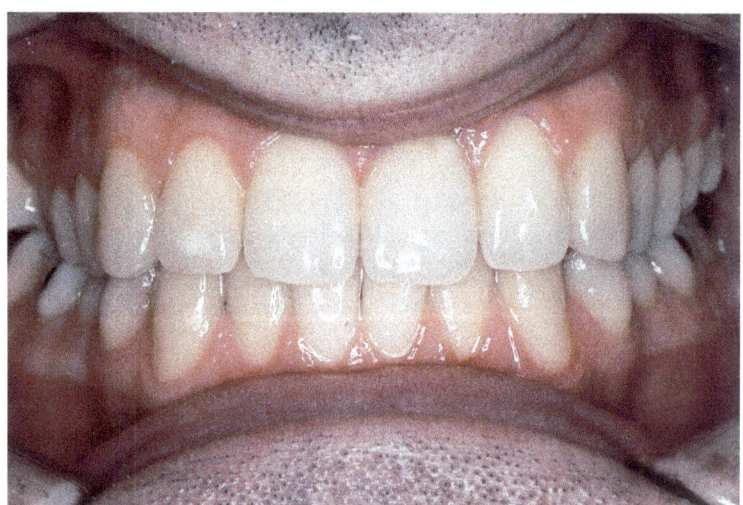

Afbeelding 0.11 Asymmetrie van de twee voortanden is niet mooi.

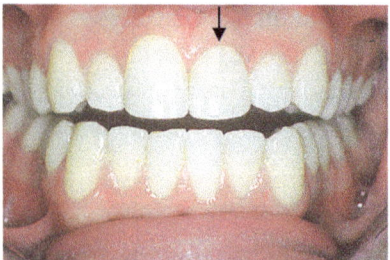

delijker dan wanneer je voortanden naar achteren staan. Hiervan

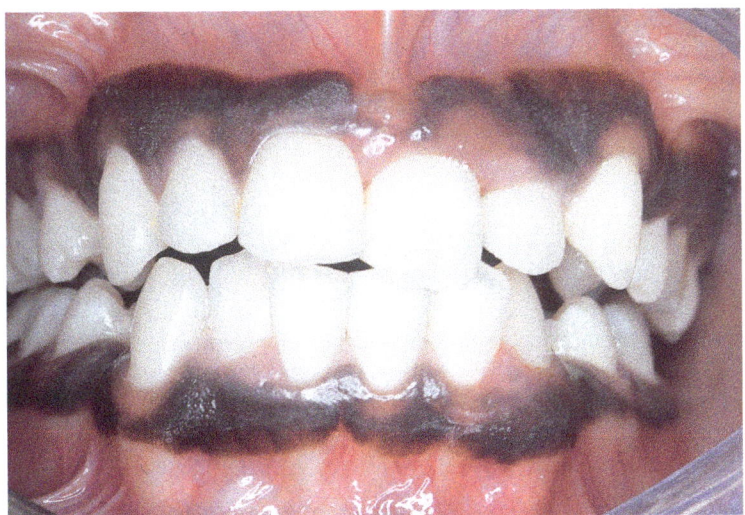

Afbeelding 0.12 Als je een donkere huidskleur hebt, vertoont je tandvlees van nature donkere vlekken.

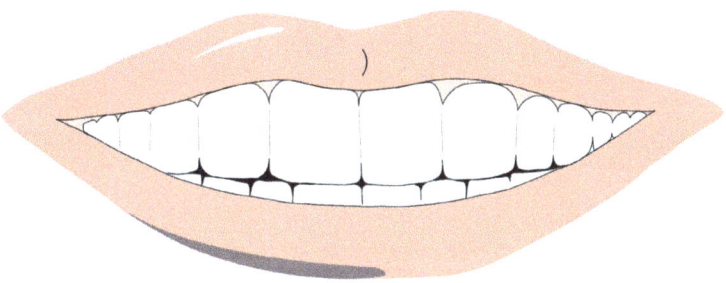

Afbeelding 0.13 Rechte tanden ogen mannelijk.

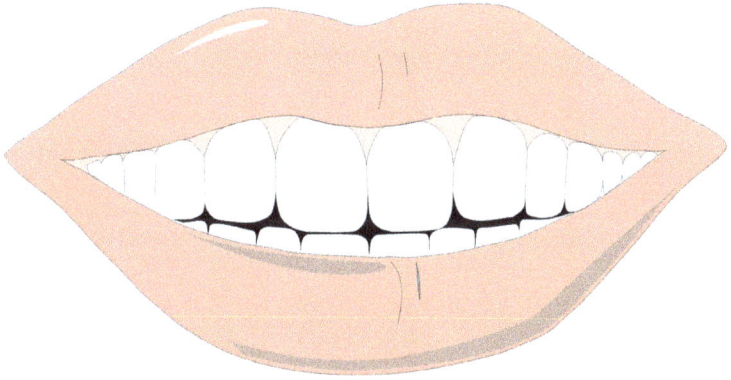

Afbeelding 0.14 Afgeronde tanden ogen vrouwelijk.

wordt zelfs bij casting voor films gebruikgemaakt.
Heb je een brede tandboog, dan kom je meestal wat krachtiger over dan wanneer je een smalle of spitse tandboog hebt.

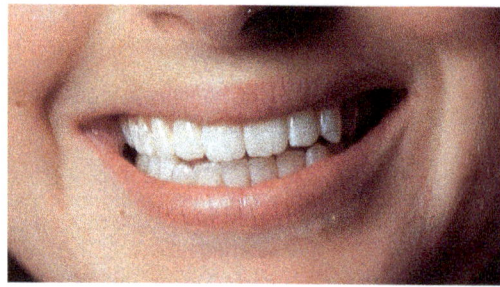 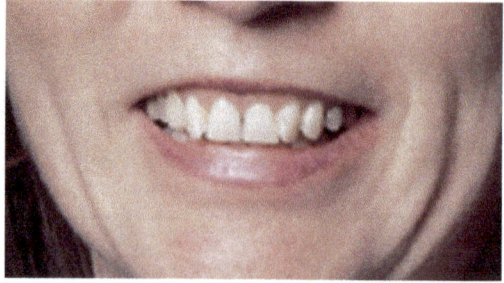

Afbeelding 0.15-0.16 Naar voren staande tanden ogen vriendelijker dan naar achteren staande tanden.

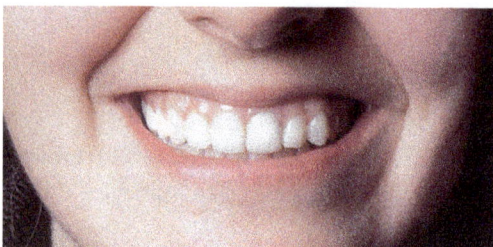 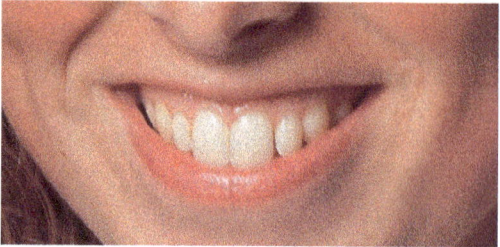

Afbeelding 0.17-0.18 Een brede tandboog oogt krachtiger dan een smalle tandboog.

H1
WAT KUN JE ZELF DOEN?

Wat kun je zelf doen?

I

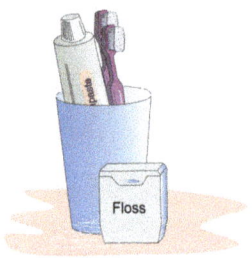

Afbeelding 1.1

Het is al gezegd: gezond is mooier dan ongezond, goed onderhoud geeft een mooier gebit. Maar wat is goed onderhoud? Hoe vaak moet je poetsen? Welke tandpasta is het best? Is een elektrische borstel beter dan een handtandenborstel? Dit zijn maar een paar van de vragen die in de praktijk dagelijks gesteld worden over het schoonhouden van het gebit. Hieronder volgt een standaardadvies voor goed onderhoud van het gebit. Het standaardadvies is een prima begin, een specifiek advies voor jouw gebit kan alleen je tandarts of mondhygiënist geven.

1.1 Poetsen

WELKE TANDENBORSTEL?

Je kunt met de hand poetsen of met een elektrische borstel. Het een is niet beter dan het ander, maar poetsen met de hand vergt meer inspanning en poetsvaardigheid, daarom zal bij veel mensen het resultaat van elektrisch poetsen beter zijn. Zowel voor de handtandenborstel als voor de opzetborsteltjes van het elektrische apparaat geldt: vervangen zodra de haren naar buiten gaan staan. Let bij aanschaf van een elektrische borstel vooral op de verkrijgbaarheid en prijs van de losse borsteltjes. Gemiddeld moeten de borstels om de drie maanden vervangen worden, maar het gemiddelde hoeft niet voor jou te gelden. Wijk je hier erg veel van af, dan kun je je afvragen of je misschien te hard poetst (de haren staan na twee weken allemaal al naar buiten), of te weinig (de borstels gaan twee jaar mee). Tweemaal per dag minimaal twee minuten poetsen is het advies. Iets langer poetsen dan de voorgeschreven twee minuten is alleen maar beter. Vaker poetsen geeft te veel slijtage, minder poetsen houdt je mond niet schoon en fris.

Eisen voor een goede tandenborstel
- Kleine borstelkop, zodat je overal goed bijkomt.
- Lange steel die niet te dun is, voor goed houvast.

– Veel haren, die dicht opeen staan.
– Zacht.

Opzetborstels voor elektrische tandenborstels van bekende merken voldoen aan deze eisen.

De harde borstel, zoals in het verleden vaak gepropageerd, is helemaal 'uit', je gebit wordt er niet schoner van en loopt schade op.

Welke poetsmethode?

Van belang zijn een vaste volgorde om alle tandoppervlakken te raken en genoeg tijd. Welke poetsmethode je ook gebruikt, houd vooral een vaste volgorde aan zodat je niets overslaat. Een goede volgorde is:
– de binnenkanten van het bovengebit;
– de buitenkanten van het bovengebit;
– de kauwvlakken van het bovengebit;
– de binnenkanten van het ondergebit;
– de buitenkanten van het ondergebit;
– de kauwvlakken van het ondergebit.

Vergeet niet ook achter de achterste kiezen te poetsen, je borstel moet hier als het ware de bocht om, van de buitenkant van de kiezen naar de binnenkant.

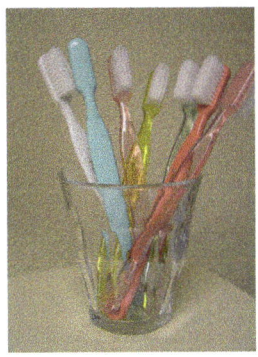

Afbeelding 1.2

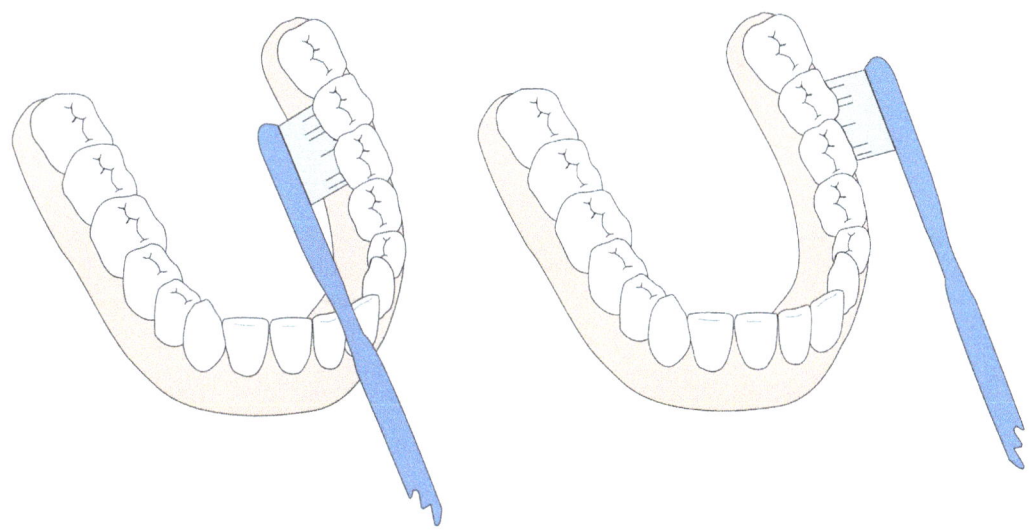

Afbeelding 1.3-1.4 *Poets de binnenkanten van alle elementen en poets de buitenkanten.*

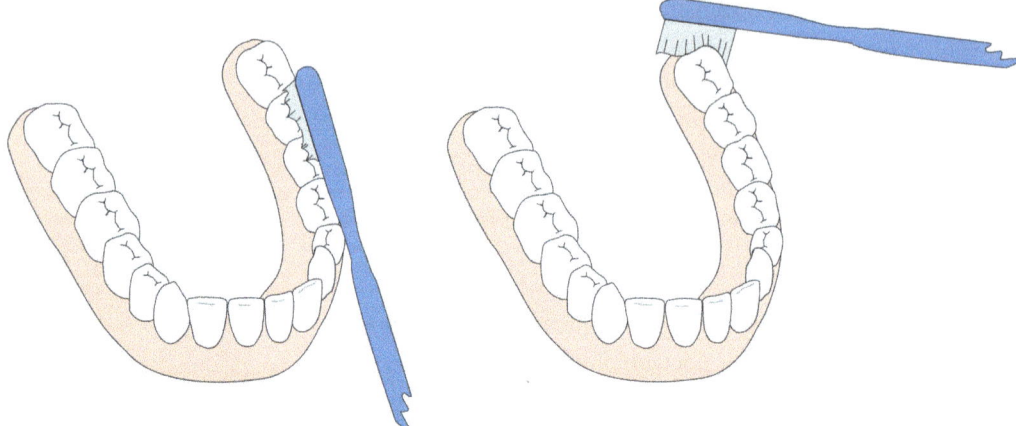

Afbeelding 1.5-1.6 Poets de kauwvlakken. Poets achter de achterste kiezen langs.

Wanneer poetsen?

De eerste keer na het ontbijt en de tweede keer voor het slapengaan. Hier zit meteen al een addertje onder het gras: als je poetst binnen een halfuur nadat je gegeten hebt, is je gebit nog extra gevoelig voor slijtage. Tussen ontbijten en naar je werk of naar school gaan zit meestal niet zoveel tijd. Je tandenborstel meenemen en op je werkplek poetsen is voor het behoud van je gebit een heel goede optie.

1.2 Interdentaal reinigen

Interdentaal reinigen betekent schoonmaken tussen de tanden en kiezen. Dit lukt niet met een tandenborstel, hiervoor heb je floss, stokers of ragers nodig.

FLOSS

Met tandenpoetsen alleen maak je maar een deel van je gebit schoon. Alle vlakken tussen de tanden en kiezen in worden met de borstel nooit geraakt. Ook spoelen heeft geen effect op het schoonmaken van deze vlakken. Er is maar één manier om deze vlakken goed te reinigen en dat is flossen. Flossen is lastig te leren, maar als je het eenmaal kunt en het schone gevoel kent, wil je niet meer zonder.

Welke floss?

Als je voor het winkelschap staat zal het je duizelen, net als bij de tandpasta's.

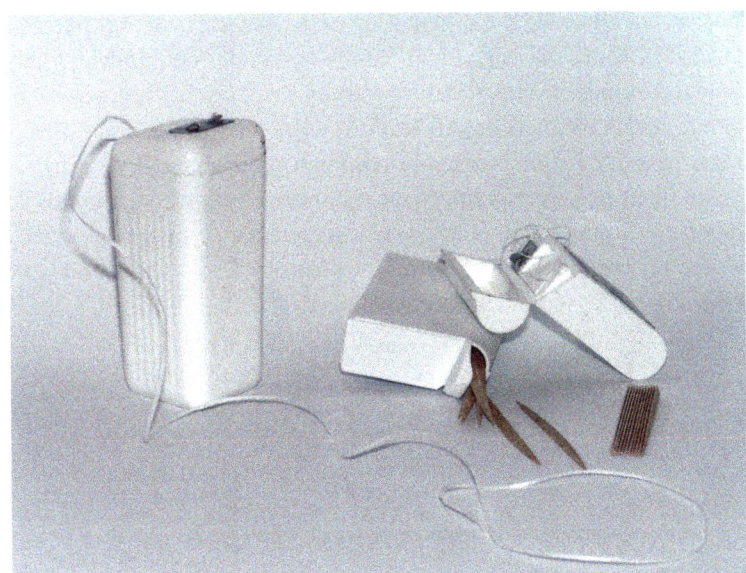

Afbeelding 1.7 Floss en tandenstokers.

- Neem in ieder geval een floss met was erop, deze glijdt makkelijker tussen je tanden. 'Waxed' staat dan op de verpakking.
- Een heel dikke floss maakt goed schoon en is makkelijk te hanteren; het is geen draad, maar een soort bandje. 'Tape' staat er op de verpakking.
- Niet iedereen kan een dikke floss tussen de tanden en kiezen door krijgen. Het is een kwestie van uitproberen welke dikte voor jou geschikt is.
- Er is tegenwoordig zelfs whitening floss, een floss die oppervlakkige verkleuring tussen je tanden wegpoetst.

Hoe flos je op de goede manier?

Pak een stuk floss van ongeveer veertig centimeter. Wikkel de uiteinden om je middelvingers of om je wijsvingers, net wat je makkelijk vindt. Houd met je duimen het overgebleven stuk floss (ongeveer 3 cm) strak. Beweeg het strakke stuk floss tussen een contactpunt van twee tanden of kiezen. Voorzichtig, laat het niet met een klap op je tandvlees terechtkomen, want dat is pijnlijk. Nu je door het contactpunt heen bent, kun je de draad strak trekken langs een van de twee zijkanten van de tanden waar je langs bent gegaan, en veeg je met een op en neer gaande beweging deze zijkant schoon. Niet 'zagen' dus, zoals veel mensen doen. Als je de draad alleen heen en weer beweegt tussen de tanden, gebeurt er niets. Het is de bedoeling dat je met de draad de zijkant van een element schoonpoetst. Je zult merken dat je met de draad een stukje onder het tandvlees komt, dat is goed, zo kun je ook onder het tandvlees het tandvlak reinigen. Trek daarna de draad strak om het tegenoverliggende zijvlak en maak dat op dezelfde wijze schoon. De draad alleen maar tussen de contactpunten door laten schieten en weer terughalen heeft ook weinig zin, je moet er echt mee langs een tandvlak 'poetsen'. In het begin is het voor iedereen lastig, en gaat het tandvlees vaak even bloeden op sommige plaatsen. Zodra je gewend bent elke dag te flossen, is dat heel snel over.

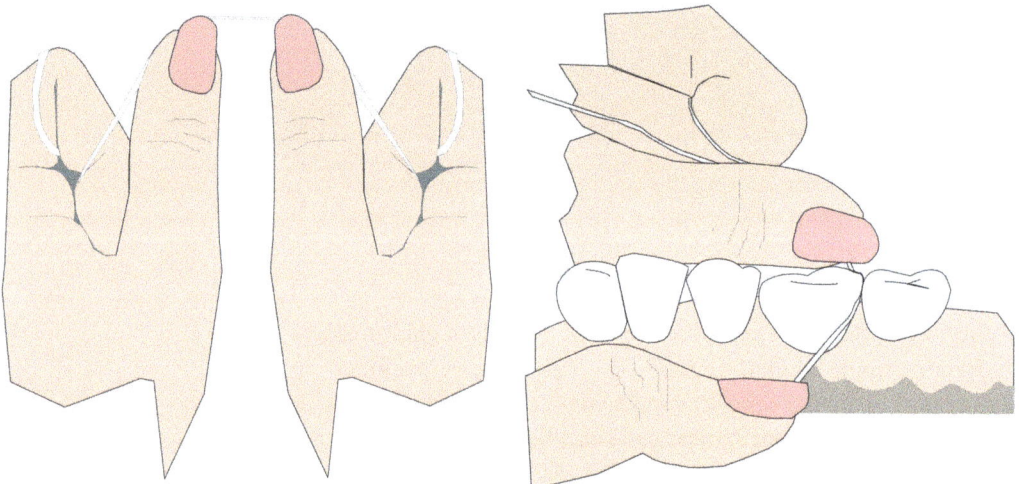

Afbeelding 1.8-1.9 Wikkel een stuk floss om je vingers en houd het strak tussen de duimen. Duw het stuk flossdraad voorzichtig door het contactpunt tussen twee elementen.

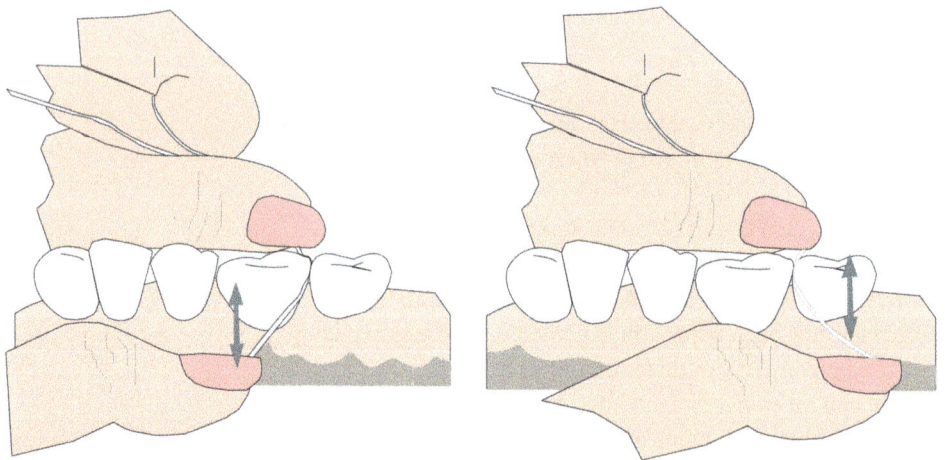

Afbeelding 1.10-1.11 Reinig het tandvlak met op- en neergaande bewegingen. Herhaal dit bij het naastliggende tandvlak.

STOKERS

Stokers gebruik je op plekken waar je niet kunt flossen. Waar bijvoorbeeld door een brug meer elementen aan elkaar bevestigd zijn, of waar een retentiedraad achter de tanden is geplakt na het dragen van een beugel. Bij elke restauratie waar het noodzakelijk is stokers te gebruiken, zal het apart bij het onderwerp vermeld worden.

Welke stokers?

Zolang je geen cocktailprikkers gebruikt, ben je al een eind op de goede weg. Cocktailprikkers splinteren en beschadigen je gebit. Echte tandenstokers zijn van speciaal zacht, niet-splinterend hout gemaakt en driehoekig van vorm, zodat ze perfect in de ruimten tussen je tanden passen. Ze zijn er in veel verschillende diktes, alweer een kwestie van uitproberen. De stoker die je nog net in de ruimten tussen je tanden en kiezen krijgt, is de goede. Er bestaan ook stokers met een mintsmaak, die je een extra fris gebit geven.

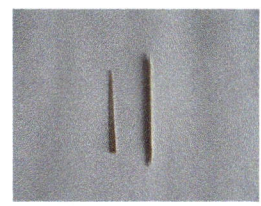

Afbeelding 1.12 Een stoker (links) is driehoekig van vorm, een cocktailprikker is rond.

Hoe stoker je op de goede manier?

Pak de stoker tussen duim en wijsvinger bij het dikste gedeelte. Maak de stoker vochtig door hem even in je mond te houden. Houd de platte kant op je tandvlees en duw de stoker in de ruimte tussen twee tanden of kiezen, zo ver als mogelijk is. Haal de stoker daarna weer terug en ga verder met de volgende ruimte.

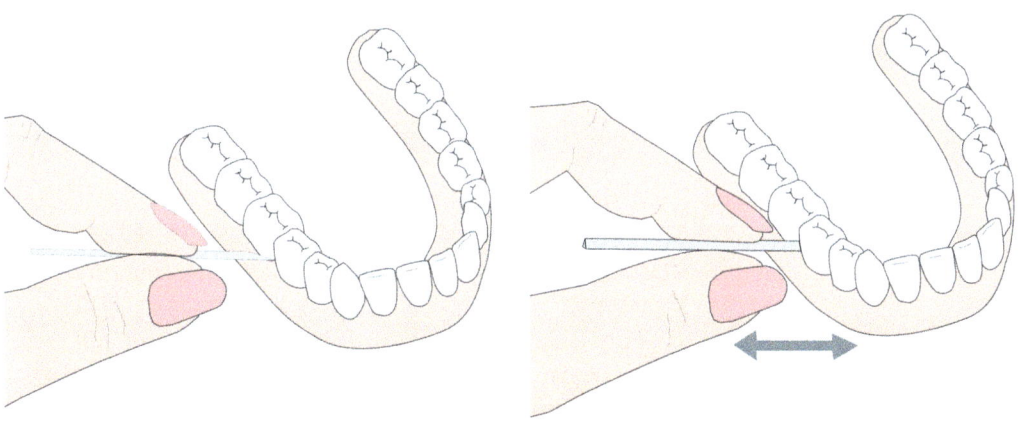

Afbeelding 1.13-1.14 Zet de stoker met de platte kant op het tandvlees. Duw de stoker zo ver mogelijk in de ruimte tussen de tanden en/of kiezen en beweeg voorzichtig een paar keer heen en weer.

Afbeelding 1.15 Herhaal dit bij alle tussenruimten.

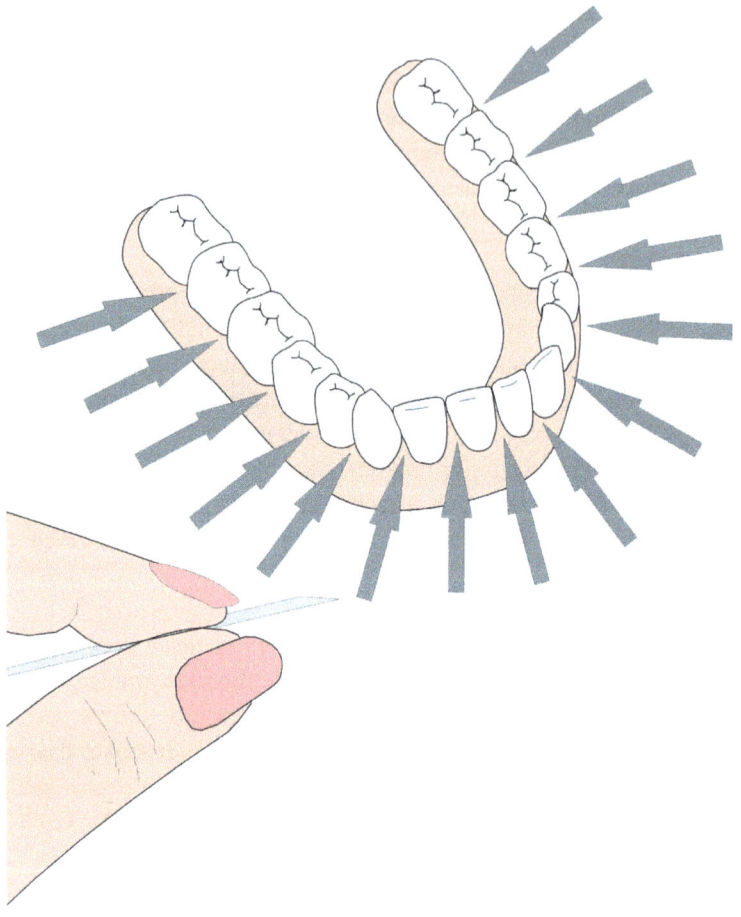

1.3 Slechte adem behandelen

Ook al is je gebit nog zo mooi, een slechte adem doet enorm afbreuk aan je presentatie als je bij een ander in de buurt komt. Halitose of foetor ex ore is de medische term voor slechte adem. Er zijn veel oorzaken van een slechte adem. Oorzaken die in het gebit liggen, maar ook oorzaken die een andere oorsprong hebben, bijvoorbeeld de maag.

Mogelijke oorzaken in de mond
- Voedselresten tussen de tanden. Oplossing: begin met flossen en/of stokeren.
- Bacteriën op de tong. Oplossing: koop een tongschraper bij apotheek of drogist en reinig daarmee dagelijks je tong.

- Tandsteen en tandvleesontsteking. Oplossing: laat tandsteen weghalen door je tandarts of mondhygiënist en vraag wat je er zelf aan kunt doen om jouw gebit zo goed mogelijk tandsteenvrij te houden.
- Een droge mond door mondademhalen. Oplossing: probeer bewust de mondademhaling af te leren en over te gaan op neusademhaling. Raadpleeg een logopedist of kno-arts, als het je op eigen kracht niet lukt.
- Roken, de oplossing is duidelijk.

Hoe controleer je of je adem fris is?

Breng je (schone) handen samen tot een kommetje, houd ze voor je mond, adem stevig uit door je mond en weer in door je neus.

Kun je zelf het probleem van slechte adem niet oplossen, meld het dan bij je tandarts. Problemen die in het gebit liggen, zijn vaak eenvoudig op te lossen. Je tandarts kan je in een later stadium altijd verder verwijzen, bijvoorbeeld naar een internist, mocht het probleem niet (alleen) in je gebit zitten. Schaam je er niet voor, slechte adem is een probleem wat je tandarts dagelijks in zijn praktijk tegenkomt.

1.4 Koortslip behandelen

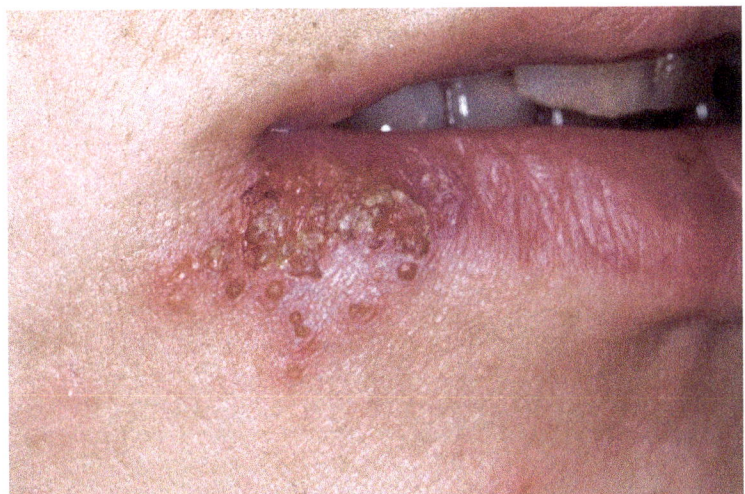

Afbeelding 1.16
Koortslip.

Een koortslip ontstaat door het herpesvirus; je hebt dit virus ooit van iemand anders gekregen. Een koortslip is erg besmettelijk, pas dus op met zoenen (vooral baby's) als je er een hebt. En natuurlijk heb je er altijd een op het verkeerde moment. Echt behandelen kun je een koortslip niet, het virus blijft altijd in je lichaam aanwezig. Middelen tegen een koortslip proberen het virus zo veel mogelijk te onderdrukken. Wat je dan ook moet doen is, zodra je het eerste kriebeltje voelt van een opkomende koortslip, direct beginnen met smeren en de hele dag door blijven smeren; hiervoor zijn verschillende producten te koop bij apotheek en drogist. Dan heb je kans de schade zo veel mogelijk te beperken. Is de koortslip eenmaal opgekomen en wil je hem zo min mogelijk zichtbaar laten zijn, dan kun je er een speciale dunne koortslippleister overheen plakken. Voor de vrouwelijke lezers: over deze camouflagepleister kun je gewoon lippenstift doen. Voor vrouwen die nog nooit een koortslip hebben gehad en dat zo willen houden: leen nooit een lippenstift van een vriendin en gebruik testers uit de winkel alleen op je hand.

1.5 Thuis bleken

WAARDOOR VERKLEUREN JE TANDEN?

Je tanden verkleuren in de loop der tijd door veranderingen in je tandbeen, de 'binnenkant' van je tand. Verder door gewoon eten en drinken en door roken. Maar ook door gebruikte tandheelkundige vulmaterialen, bepaalde medicijnen en ziektes.

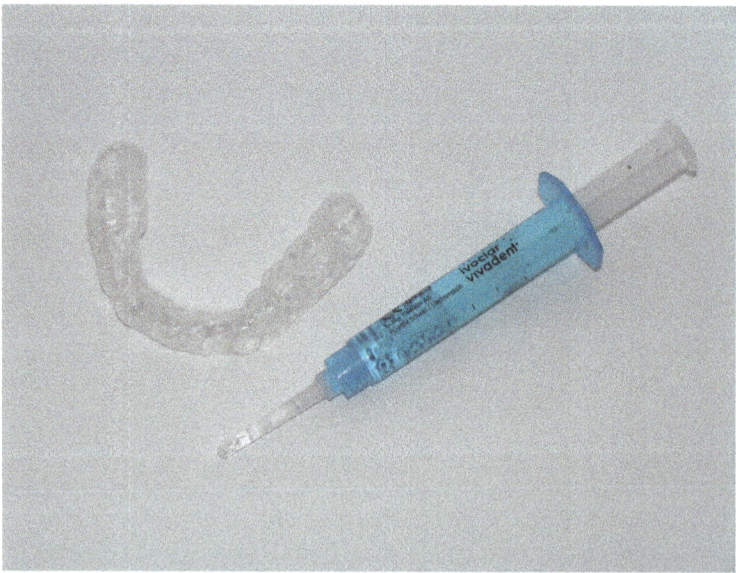

Afbeelding 1.17 Bleekgel en een bleeklepel.

Sterke kleurmiddelen die je misschien kunt vermijden als je je tanden wit wilt houden zijn:
- op nummer 1 met stip: roken;
- koffie en thee;
- rode wijn;
- drop;
- bessensap;
- sommige medicijnen en spoelmiddelen (bijvoorbeeld chloorhexidine).

Bij de een verkleuren tanden veel sneller dan bij de ander. Er zijn mensen aan wie de tandarts tot vervelens toe vraagt of ze roken of te veel koffie drinken, terwijl dit niet het geval is. Herken je dit, dan heb je waarschijnlijk vrij poreus glazuur dat snel verkleurt. De vraag is dan of bleken voor jou een goede optie is, je zult het in ieder geval vaak moeten herhalen. Dit is iets om met je tandarts te bespreken.

Kan ik zelf mijn tanden bleken?

In de winkel kun je allerlei soorten bleeksetjes kopen. Meestal valt de werking tegen. De warenwet die binnen de Europese Unie geldt, stelt een grens aan de hoeveelheid bleekmiddel die deze vrij verkrijgbare producten mogen bevatten. Deze hoeveelheid was tot voor kort te gering om deze bleekmiddelen te laten werken (0,1%). Tegenwoordig mogen ook middelen verkocht worden met tot wel 6% peroxide. Daardoor is de kans groter dat het middel werkt, maar tegelijkertijd is het gevaar aanwezig dat het blijvende schade aan je gebit veroorzaakt, vooral op plaatsen waar beginnende gaatjes of niet goed aansluitende vullingen aanwezig zijn. 'Baat het niet, het schaadt ook niet' gaat hier dus niet op. Sommige tandverkleuringen reageren niet op bleken, ook bleken restauraties zoals vullingen en kronen niet mee, allemaal zaken die je tandarts van tevoren kan bekijken voor je.

Voor thuis bleken zijn in de handel:
- Vloeistoffen die je met een kwastje aanbrengt (lijkt op nagellakflesje); deze zijn vooral handig als je één tand hebt die wat naar achteren staat in je tandboog en daarom weer snel verkleurt nadat je tandarts de tand heeft schoongemaakt. Vooraf de tand droogmaken met een wattenstaafje geeft het beste effect.
- Gel met zelf te maken bleeklepel; de zelf te maken bleeklepel heeft een matige pasvorm, waardoor bleekmiddel tijdens het dragen weglekt. Bovendien kan een slecht passende lepel je

tandvlees beschadigen. Beter is het een exact passende lepel door je tandarts te laten maken.
- Bleekstrips; bij deze methode komt het bleekmiddel in alle gevallen in aanraking met je tandvlees, en dit is niet wenselijk.

Thuis bleken met materialen die je tandarts je gegeven heeft, is een betere optie. Hij kent je gebit, kent de historie van je gebit en de zwakke plekken. Je tandarts zal je van tevoren inlichten over het specifiek bij jou te verwachten resultaat en kijkt of jouw tanden geschikt zijn voor de behandeling.
In hoofdstuk 3 staat een uitgebreide beschrijving van een bleekbehandeling (zie 3.4) die gedeeltelijk in de praktijk en gedeeltelijk thuis uitgevoerd wordt. Een extra waarschuwing tegen zelf aan de slag gaan geldt voor diegenen bij wie de tanden zijn afgesleten door erosie: het is nog niet goed bekend wat de gevolgen op lange termijn zijn van bleken op deze al beschadigde elementen.
Voor meer informatie over erosie, zie 2.8.

Zijn er tandpasta's die je tanden witter maken?
Nee, er zijn geen tandpasta's die het glazuur van je tanden zelf witter van kleur maken, er zijn wel tandpasta's die de verkleurde laag van je tanden kunnen halen. Dat zijn de tandpasta's met als ingrediënt bijvoorbeeld natriumbicarbonaat of baking soda. Ook de tandpasta's waarop staat 'natural whitening' zullen je tanden een witter uiterlijk geven, al doen ze niet allemaal wat ze beloven. Sommige tandpasta's doen het in onderzoeken niet beter dan water! Dan zijn er nog de speciale rokerstandpasta's. Hiermee moet je voorzichtig omspringen, want ze bevatten doorgaans veel schuurmiddelen. Het loont de moeite te experimenteren met verschillende tandpasta's, om te kijken welke bij jou het beste resultaat geeft. Hard schrobben maakt je tanden niet witter, het zal je tanden alleen harder laten slijten.

Bleken door spoelen?
In de praktijk heb ik al veel verhalen gehoord over allerlei alternatieve middelen om tanden te bleken. Poetsen met zout is er een van, een methode die weinig kwaad kan en vlekken op je tanden misschien iets vervaagt. Een ander alternatief is spoelen met citroensap. Dit moet je beslist niet doen, je tanden worden er niet witter van en je glazuur gaat er hard van achteruit!

1.6 Gebitsonderhoud voor beugeldragers

Al die slotjes die op je tanden geplakt zijn, maken het poetsen een uitgebreid karwei. Het schoonst krijg je je 'beugelgebit' door te poetsen met een elektrische borstel en na te poetsen met een kindertandenborstel om ook achter de achterste kiezen te komen. Daarna met een rager schuin tussen de slotjes en je tanden poetsen.

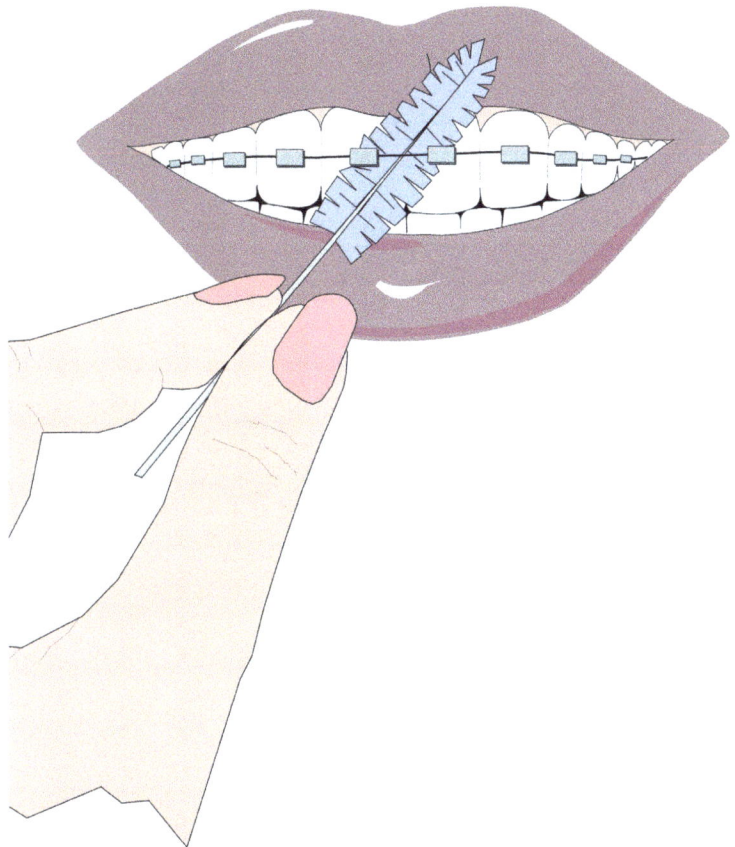

Afbeelding 1.18 Met een rager kun je tussen de slotjes schoonmaken.

En dan ook nog elke dag flossen. Het lijkt veel, maar de ervaring leert dat volwassen beugeldragers zeer gemotiveerd zijn hun tanden mooi te houden en in de praktijk levert dit dan ook geen problemen op.

H2
PROBLEMEN EN HUN OPLOSSINGEN

Problemen en hun oplossingen 2

In dit hoofdstuk worden de meest voorkomende cosmetische problemen van het gebit beschreven. Een indeling is gemaakt van min of meer eenvoudig op te lossen problemen naar problemen die een complexe aanpak nodig hebben. Omdat ieder gebit anders is, zal jouw specifieke probleem niet exact beschreven staan, maar wel situaties die op de jouwe lijken. Aan de koppen en de beginfoto's kun je zien welk voorbeeld het dichtst jouw gebitssituatie benadert.

2.1 Ik heb een spleet tussen mijn voortanden

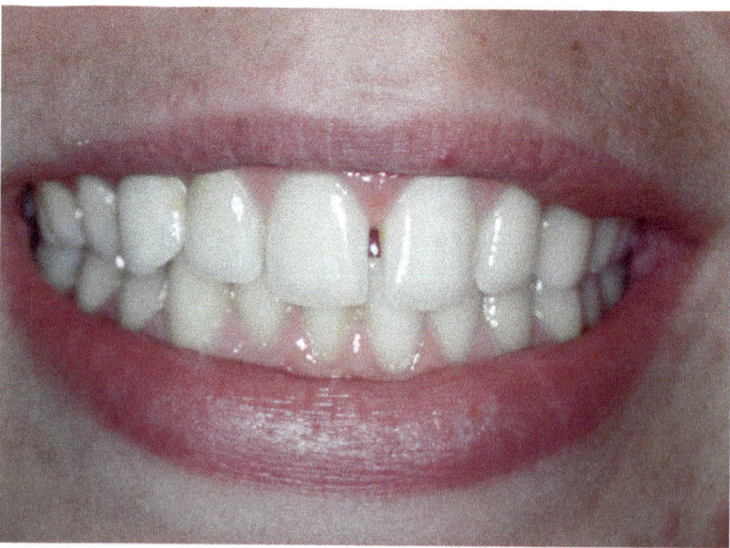

Afbeelding 2.1 .

Van belang voor de behandeling is hoe de spleet tussen de tanden is ontstaan. De twee meest voorkomende mogelijkheden zijn:
– De spleet is altijd aanwezig geweest omdat de kaken breed zijn en er te veel ruimte is voor de tanden en kiezen.

- De spleet is ontstaan door een ontsteking van tandvlees en kaakbot (parodontitis).

DE SPLEET IS ALTIJD AANWEZIG GEWEEST

Is de spleet altijd aanwezig geweest, dan zijn de drie meest gebruikelijke oplossingen voor het probleem:
- de spleet dichten met composiet;
- de spleet dichten met porseleinen facings;
- de twee voortanden voorzien van een kroon.

De spleet, of centraal diasteem zoals het officieel heet, dichten met behulp van een beugel kan in bepaalde gevallen ook.

De spleet dichten met composiet

Is de spleet altijd al aanwezig geweest en je tandvlees gezond? Lees voor informatie over gezond tandvlees de Inleiding, onder 'Wat is mooi?'

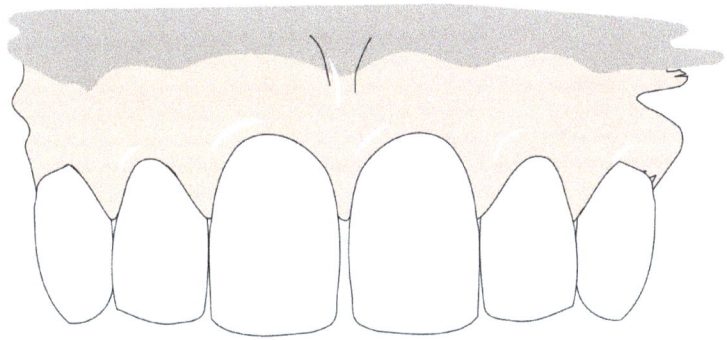

Afbeelding 2.2 Er is een spleet aanwezig tussen de twee voortanden.

In deze situatie is het vrij makkelijk de spleet te dichten met opbouwen van composiet (witte vulling). In het algemeen zal dit het eerste behandelvoorstel zijn. De methode is namelijk relatief goedkoop en eenvoudig en in één zitting te doen. Je kunt daarna wennen aan je nieuwe uiterlijk. Het dichtmaken van een spleet tussen je voortanden heeft veel effect op je glimlach, een enkeling wil de spleet weer terug na behandeling! Dat is met deze methode makkelijk te realiseren.

Als de spleet dichtgemaakt wordt met composiet, betekent dit dat aan beide tanden die aan de spleet grenzen een stukje gezet wordt. Dit heeft tot doel de symmetrie te behouden. Aan één tand een stuk zetten geeft een vreemd asymmetrisch gebit.

Je tanden worden uiteraard breder door het aanzetten van de extra

Afbeelding 2.3 De tanden worden gereinigd en plaatselijk wat opgeruwd.

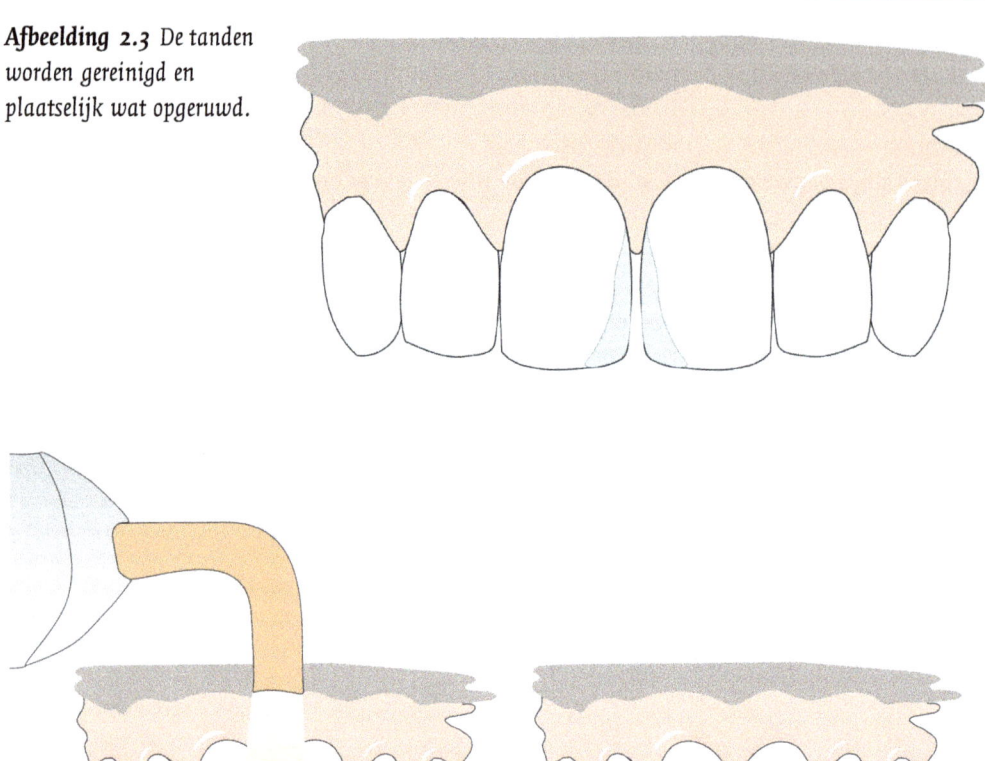

Afbeelding 2.4-2.5 Er wordt een lijmlaag aangebracht die uitgehard wordt met licht. Beide voortanden zijn breder gemaakt, waardoor de spleet is gesloten en het aanzicht symmetrisch blijft.

stukjes. Van tevoren moet bekeken worden of je voortanden daarmee niet uit de toon gaan vallen ten opzichte van de rest van je gebit. Lees voor het exacte behandelverloop van het opbouwen met composiet de beschrijving in 3.8.

De spleet dichten met porseleinen facings
In plaats van met kunststof kunnen de tanden aan weerszijden van de spleet ook breder gemaakt worden met behulp van porseleinen facings. De facings vullen niet alleen de ruimte van de spleet op, zoals bij de behandeling met composiet, maar vallen als een schildje over de gehele voortand.

Het plaatsen van porseleinen facings is duurder dan het maken van composietopbouwen en de behandeling duurt langer, maar het eindresultaat is schitterend en de restauraties zullen niet verkleuren.

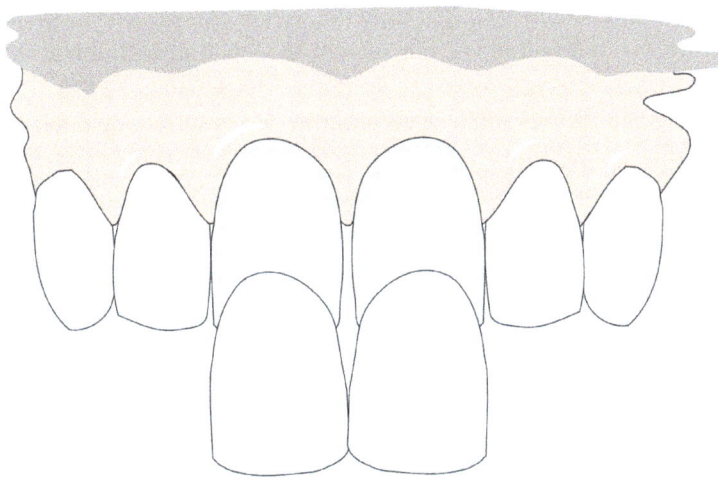

Afbeelding 2.6 Facings vallen als een schildje over de gehele tand.

Porseleinen facings worden door een gespecialiseerd porseleintechnicus gemaakt, je tandarts doet dit niet zelf. Het is een zogenaamde indirecte restauratie. Je zult dus altijd minimaal twee keer naar de praktijk moeten komen, een keer voor de voorbereidingen en een keer voor het plaatsen.

Lees voor het exacte behandelverloop van het maken van een porseleinen facing de beschrijvingen in 3.13 en 3.14.

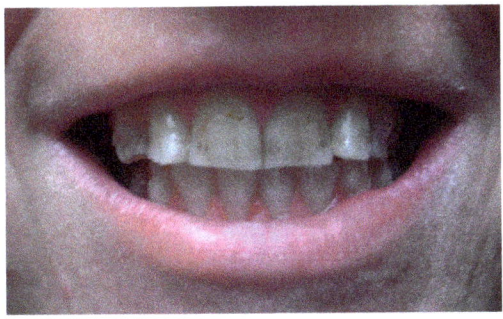 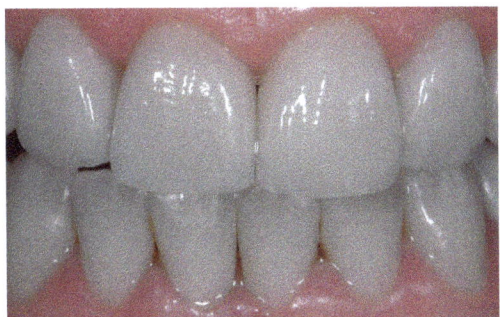

Afbeelding 2.7-2.8 Het gebit vóór het aanbrengen van vier porseleinen facings en daarnaast hetzelfde gebit na het aanbrengen van vier porseleinen facings.

De twee voortanden voorzien van een kroon

Beide voortanden voorzien van een kroon is een uitgebreide behandeling. Hiervoor moet vrij veel van de eigen tanden afgeslepen worden. Deze behandeling komt in aanmerking als er niet alleen een spleet aanwezig is, maar de tanden bijvoorbeeld ook nog erg gevuld of verkleurd zijn. Een kroon is sterker dan een porseleinen facing, wat ook een reden kan zijn om kronen te maken. Bijvoorbeeld wanneer er sprake is van knarsen of nagelbijten. Net als porseleinen facings zijn kronen indirecte werkstukken, de tandarts maakt ze niet zelf. Je zult dus minimaal twee keer naar de praktijk moeten komen, een keer voor alle voorbereidingen en een keer voor het plaatsen van de kronen.

Lees voor het exacte behandelverloop van het maken van een kroon de beschrijvingen in 3.13 en 3.15.

De spleet dichten met behulp van orthodontie

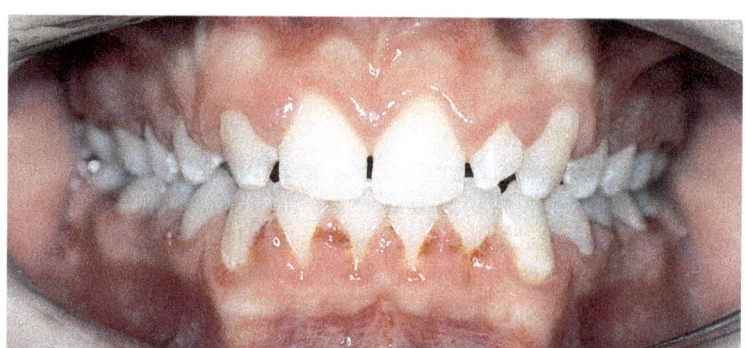

Afbeelding 2.9 Spleten tussen de voortanden.

Soms is een orthodontische behandeling een mogelijkheid, vooral als er ook sprake is van ruimte tussen de onder- en boventanden, een zogeheten overbeet. Omdat alle tanden en kiezen van je gebit met elkaar in relatie staan, zal altijd bekeken moeten worden hoe deze relatie door de orthodontische behandeling gaat wijzigen. Ook al gaat het jou maar om twee tanden, in je mond moet een nieuwe en vooral stabiele situatie tussen álle gebitselementen het eindresultaat zijn. Je tandarts of orthodontist kan voor je bekijken of orthodontie een reële behandelmogelijkheid voor jou is.

Lees voor het exacte behandelverloop van het dragen van een beugel de beschrijving in 3.19.

DE SPLEET IS ONTSTAAN DOOR PARODONTITIS

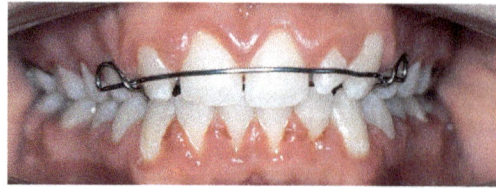 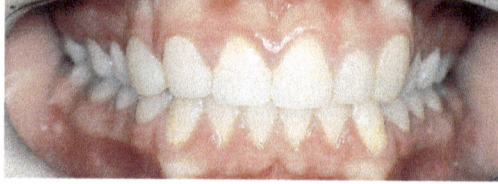

Afbeelding 2.10-2.11 Tijdens het dragen van de beugel en na de orthodontische behandeling.

Is de spleet tussen je tanden ontstaan door parodontitis, dan is het een ander verhaal, dit is een ongezonde situatie. Je tanden hebben waarschijnlijk vroeger recht gestaan en zijn op latere leeftijd van plaats veranderd. Ze staan ook een klein beetje los en af en toe zal je tandvlees bloeden bij het poetsen. Een gebit dat door parodontitis is verzwakt, vraagt altijd om een behandeling van de ontsteking, voordat verder kan worden gegaan met de cosmetische behandeling.

Het ontstaan van parodontitis

Als er gedurende langere tijd steeds plak achterblijft op en rond de tanden en kiezen, gaat het tandvlees ontsteken. Plak is het hardnekkige, kleverige laagje dat continu op je tanden gevormd wordt. Poets je de plak niet elke keer weg, dan zijn er binnen korte tijd zoveel bacteriën en afvalproducten in aanwezig, dat je tandvlees geïrriteerd en ontstoken raakt. Gingivitis heet deze ontsteking, te herkennen aan de rode kleur van je tandvlees en bloeden bij het poetsen.

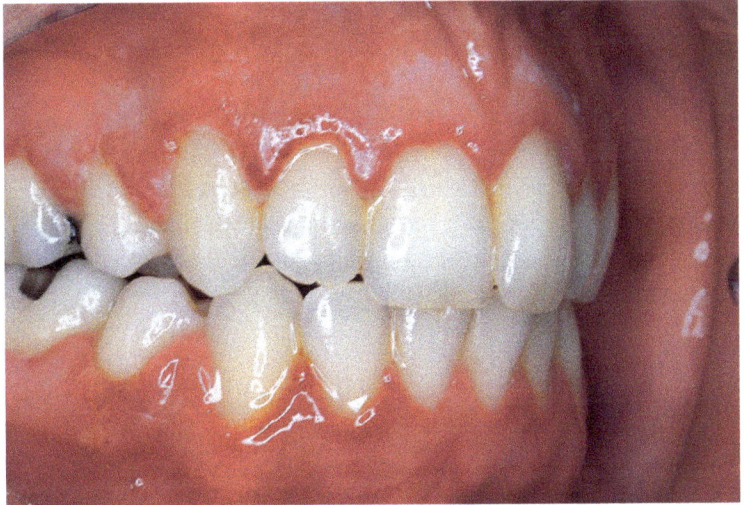

Afbeelding 2.12
Gingivitis is te herkennen aan rood en gezwollen tandvlees.

Iets om te onthouden: bloedt je tandvlees bij het poetsen, dan is er altijd iets aan de hand. Vroeger werd wel gezegd dat bloedend tandvlees het gevolg was van goed en stevig poetsen, dit is niet het geval. Het is juist het gevolg van te weinig of op een verkeerde manier poetsen. Gingivitis doet geen pijn. Eigenlijk is dat jammer, want daardoor word je niet gealarmeerd. Helaas denken veel mensen dat het daarom niet ernstig kan zijn. Laat je de gingivitis of bloedend tandvlees langere tijd bestaan zonder er iets aan te doen, dan kan de ontsteking zich uitbreiden naar je kaakbot. Parodontitis heet het dan. Parodontitis is de veroorzaker van losstaande tanden.

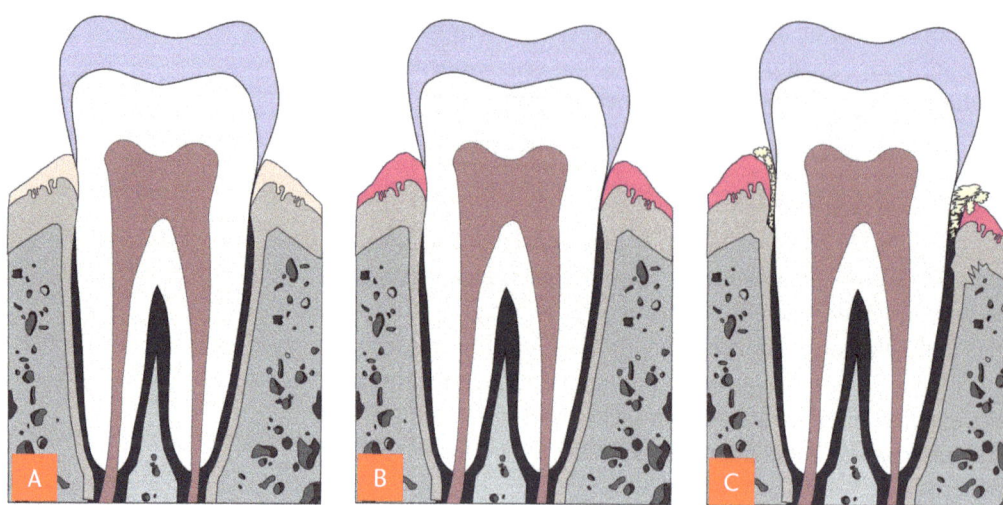

Afbeelding 2.13-2.15 *De gezonde situatie: het tandvlees ligt strak rond de kies (A). Het tandvlees is gezwollen en rood door gingivitis (B). Er is tandsteen onder het tandvlees aanwezig en het kaakbot is aangetast door parodontitis (C).*

Staan jouw tanden een beetje los en is het tandvlees eromheen rood? Dan is de kans groot dat je parodontitis hebt. Cosmetische behandelingen zijn dan nog steeds mogelijk, maar je tandarts zal eerst de ontsteking moeten behandelen.

Behandeling van parodontitis
Een uitgebreide beschrijving van de behandeling van parodontitis valt buiten het kader van het boek. Omdat de behandeling echter noodzakelijk is als voorbehandeling voordat aan restauratie kan worden begonnen, wordt het verloop hieronder kort beschreven. Tijdens een eerste zitting zal je eigen tandarts, of een tandarts-parodontoloog, beginnen met het opmeten van de schade die door de ontsteking aan je bot en tandvlees is toegebracht. Een tandarts-parodontoloog is een tandarts die zich gespecialiseerd heeft in tandvleesaandoeningen. Het opmeten gebeurt met een klein meet-staafje dat langs elke tand en kies in de ruimte onder het tandvlees wordt geschoven.
Zo kan gemeten worden hoever het bot is gezakt. Verder kijkt de tandarts op welke plaatsen het tandvlees bloedt, waar plak aanwezig

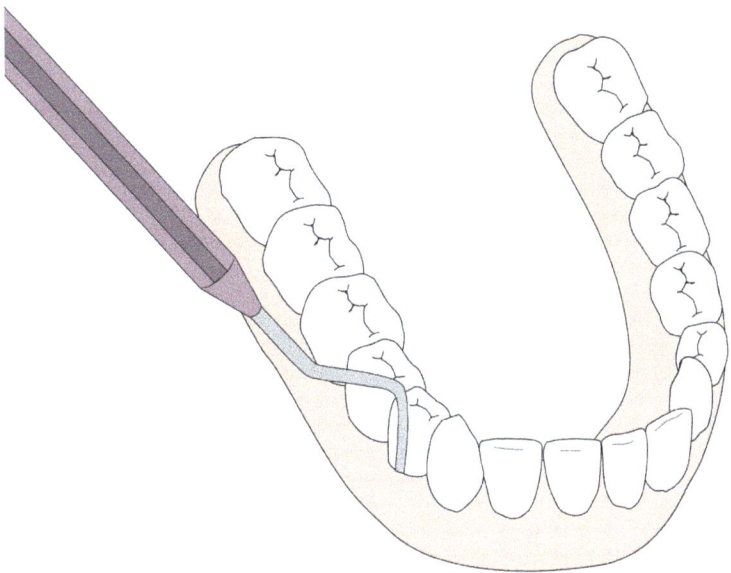

Afbeelding 2.16 Met een pocketsonde wordt gemeten hoe diep de tandvleesspleet is.

is en op welke plekken extra veel vuil achterblijft in je gebit. Na deze opmeting en het noteren van de beginstand, volgen een uitgebreide gebitsreiniging en instructie voor reiniging thuis. De professionele reiniging zal een aantal malen herhaald worden. Is de toestand gestabiliseerd, dan kan begonnen worden met de esthetische behandeling. In principe zijn alle cosmetische behandelingen mogelijk. Extra rekening moet echter gehouden worden met het feit dat de tanden losser staan dan gewoonlijk en waarschijnlijk een kortere levensduur hebben. Een kostbare restauratie als een facing of kroon zal dus alleen overwogen worden als de behandeling van de parodontitis goed is aangeslagen en de toestand stabiel is. Verder is het soms aan te raden de losse tand(en) na een behandeling vast te zetten aan een of meer buurelementen, door middel van spalken. Spalken biedt de tanden houvast voor langere tijd, semipermanente retentie genaamd.

De spleet dichten door middel van orthodontie

Is de spleet tussen je tanden op latere leeftijd ontstaan door parodontitis, dan is orthodontie, na de parodontologische behandeling, de aangewezen methode om de tanden weer op hun oorspronkelijke plaats te zetten. Een beugel dus. Vast of uitneembaar, dat heb je meestal niet zelf voor het kiezen maar hangt af van de stand van je tanden. Na de orthodontische behandeling zal er hoogstwaarschijnlijk een draadspalk achter je tanden worden geplakt om de tanden op hun plaats te houden. Deze draadspalk is permanent (voor altijd), of in ieder geval voor een periode van jaren.

Afbeelding 2.17
Permanente retentie door middel van een draadspalk.

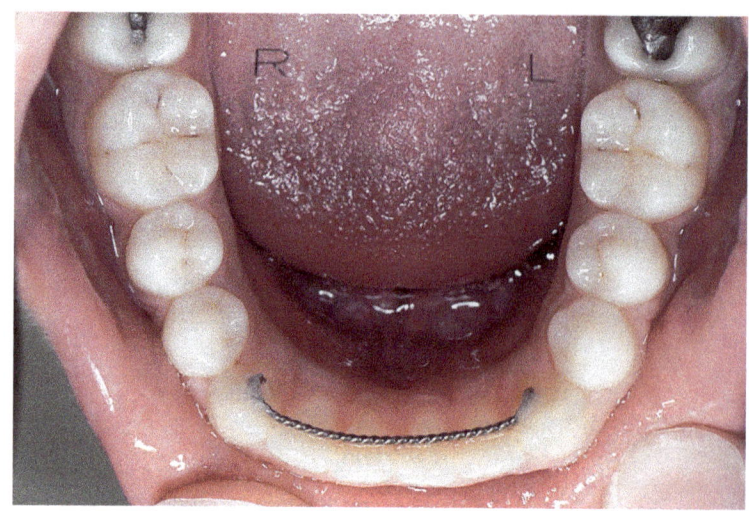

Door de aanwezigheid van de draadspalk kun je niet meer flossen tussen je tanden en zul je stokers of ragers moeten gebruiken.
Vooral voor jouw gebit, dat dus kennelijk gevoelig is voor parodontitis, is schoonhouden van het allergrootste belang.
Lees voor het exacte behandelverloop van het dragen van een beugel en het spalken de beschrijvingen in 3.19 en 3.20. Voor het schoonhouden van je 'beugelgebit', zie de beschrijving in 1.6.

2.2 Tussen al mijn tanden zitten spleetjes

Afbeelding 2.18

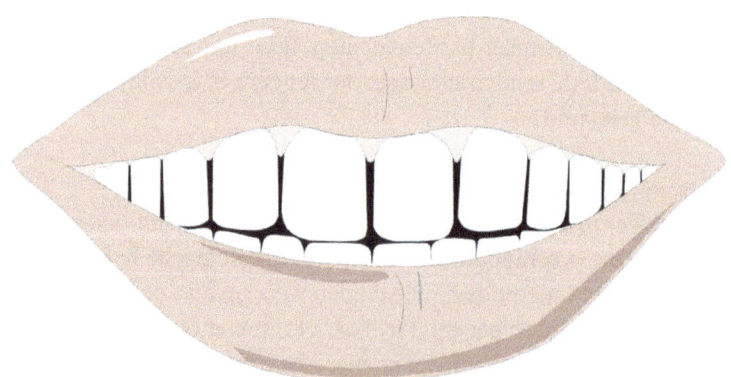

Ook wanneer tussen al je tanden spleetjes zitten, is het van belang om te weten hoe die spleetjes zijn ontstaan, omdat dat voor een groot deel bepaalt welke behandelingen mogelijk zijn.
- De spleetjes zijn altijd aanwezig geweest omdat de kaken breed zijn en er te veel ruimte is voor de tanden en kiezen.
- De spleten zijn ontstaan door een ontsteking van tandvlees en kaakbot (parodontitis).
- De spleten zijn ontstaan door een verkeerde stand van de kaken ten opzichte van elkaar.
- De spleten zijn ontstaan door een verkeerde spreek- of slikgewoonte.

SPLETEN TUSSEN DE TANDEN DOOR EEN RUIMTEOVERSCHOT IN DE KAKEN

Je kaken zijn te breed voor je tanden, of je tanden zijn te smal voor je kaken. De meeste mensen met zo'n zogenaamd diastemengebit storen zich niet aan de spleetjes, maar zijn er juist blij mee. Er zullen zelden gaatjes ontstaan tussen hun tanden en kiezen, hun gebit is heel goed schoon te houden. Heb je toch moeite met deze stand, dan zijn er mogelijkheden voor behandeling. Heel eenvoudig is het echter niet. Het lijkt misschien simpel om alle tanden naar elkaar toe te trekken door middel van een beugel, maar helaas is dit niet altijd een optie. Het naar elkaar toe trekken zal misschien nog wel lukken, maar zullen de tanden in hun nieuwe positie blijven staan? Dat hangt af van de occlusie, de manier waarop je boven- en onderkiezen op elkaar passen. En dat is iets wat je tandarts of orthodontist voor je zal moeten bekijken.

Bovendien is de breedte van je tanden van belang; het komt vaak voor bij een diastemengebit dat de tanden vrij smal zijn. Met de ruimtes ertussen geeft dit een normaal beeld. Zet je deze smalle tanden echter strak tegen elkaar, dan kan het er vreemd gaan uitzien. Ook dit is iets om rekening mee te houden voordat een behandeling gestart wordt.

Zijn de tanden aan de smalle kant, dan is het opvullen van de spleetjes een goede mogelijkheid. Dit kan met behulp van composietfacings of porseleinen facings. Het opvullen zal alle tanden een breder aanzien geven. Het is van tevoren in te schatten of dit mooi is, door het maken van een set-up, of door beeldmanipulatie, zoals hierna wordt beschreven.

Lees voor het exacte behandelverloop van het maken van composiet- of porseleinen facings de beschrijvingen in 3.11 en 3.14; voor de orthodontische behandeling, zie 3.19.

Set-up

Een set-up is een set gipsmodellen van jouw gebit, waarop de behandeling al is uitgevoerd. Alvorens een set-up te kunnen maken, zal je tandarts eerst afdrukken nemen van je bovenkaak en onderkaak, om je huidige situatie vast te leggen. In het techniekbureau worden van deze afdrukken gipsmodellen gemaakt. Vaak worden de modellen ook nog gedupliceerd (er wordt een tweede set gemaakt), zodat uiteindelijk modellen met je huidige situatie blijven bestaan, en modellen waarop je tandarts alvast 'de behandeling doet'. Je krijgt dus op de gipsmodellen te zien hoe je gebit wordt na behandeling. Het is evenwel moeilijk te bepalen hoe het in je gezicht zal staan, zeker voor een leek. Omdat er geen wangen en lippen om het gipsmodel heen zitten, lijken de gipstanden altijd erg groot.

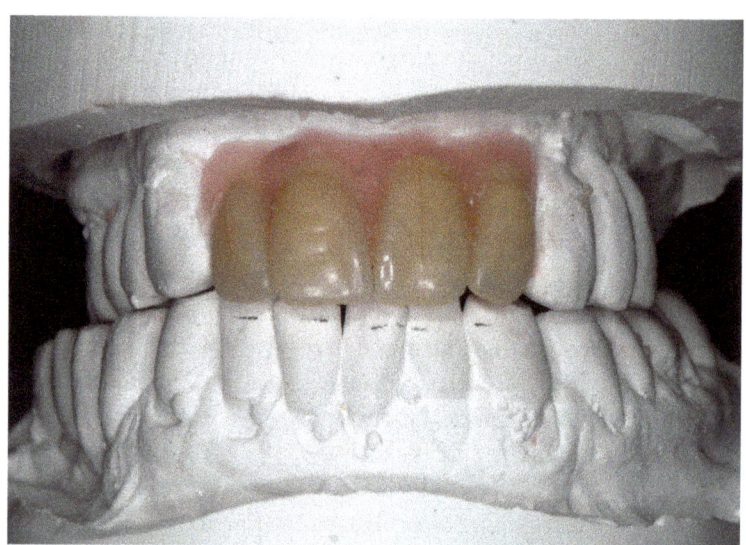

Afbeelding 2.19 Een set gipsmodellen met een proefopstelling van tanden.

Beeldmanipulatie

Beeldmanipulatie geeft een veel beter idee van de situatie na behandeling, maar lang niet iedere tandarts zal mogelijkheden hiertoe in de praktijk hebben. Voor beeldmanipulatie wordt een digitale foto van je gezicht genomen, met brede glimlach, zodat je tanden goed te zien zijn. Dit beeld wordt op de computer zodanig bewerkt dat het lijkt alsof je gebit al behandeld is. Je kunt dus je eigen gezicht zien zoals het wordt na behandeling. Zowel voor beeldmanipulatie als de set-up geldt: het resultaat is nooit honderd procent gelijk aan het behandelresultaat. Het blijft een indicatie.

DE SPLETEN ZIJN ONTSTAAN DOOR PARODONTITIS

Zijn de spleten tussen je tanden ontstaan door parodontitis, dan zal eerst de parodontitis behandeld moeten worden en kan pas daarna begonnen worden aan de cosmetische behandeling. In wezen geldt voor deze situatie hetzelfde als hierboven beschreven onder 'Ik heb een spleet tussen mijn voortanden'.

SPLETEN TUSSEN ALLE TANDEN DOOR EEN VERKEERDE BEET

Als op latere leeftijd tussen alle voortanden spleten zijn ontstaan, heb je waarschijnlijk een zogenoemd uitwaaierend front.

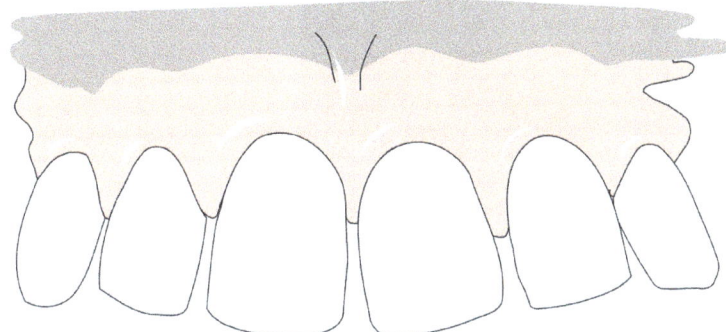

Afbeelding 2.20 Een zogenoemd uitwaaierend front.

Je boventanden stonden altijd al wat verder naar voren, waardoor je ondertanden tegen je boventandvlees aan kwamen. Dat is de oorzaak van je huidige tandstand. Je ondertanden bijten als het ware je boventanden uit hun kassen. Ook in dit geval is de oplossing niet simpel. Zomaar de tanden rechtzetten of de spleten dichtmaken heeft geen enkele zin. Daarmee is de oorzaak, de verkeerde beet, namelijk niet weggenomen. Wat eerst moet gebeuren, is je beet zodanig wijzigen dat de ondertanden niet meer tegen het tandvlees achter je boventanden aan komen. Dat kan op verschillende manieren:
– ophogen van je kiezen;
– orthodontie;
– operatief;
– een combinatie van orthodontie en operatie.
Welke manier voor jou het beste is, hangt af van veel factoren, bijvoorbeeld de gezondheidstoestand van je gebit, of er veel restauraties aanwezig zijn, je leeftijd en natuurlijk jouw keuze. Je weet misschien al zeker dat je geen beugel wilt, of geen operatie. Voor

een definitieve keuze zul je uitgebreid met je tandarts en/of orthodontist moeten overleggen. Laat vooral alle alternatieven aan bod komen, ook die je op het eerste gezicht wat minder aantrekkelijk lijken. Dan ben je daarna in ieder geval in staat een gefundeerde beslissing te nemen.

De beet verhogen

De oorzaak van jouw naar voren staande tanden is dus het bijten op het tandvlees achter je boventanden met je ondertanden.

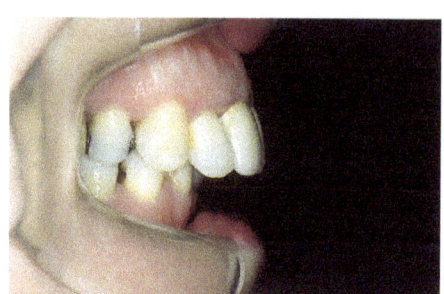

Afbeelding 2.21 *De ondertanden bijten tegen het boventandvlees.*

Om dit te verhelpen, moet je beet zodanig verhoogd worden dat je ondertanden niet meer zover komen. Je tandarts zal eerst uittesten of je dit wel kunt verdragen. Je kaakgewrichten zijn namelijk jarenlang gewend aan deze diepe beet. Het testen gebeurt met een spalk of opbeetplaat: een hardplastic plaatje dat precies op al je bovenkiezen past. Dit zul je minimaal twee weken moeten dragen om uit te sluiten dat je kramp, gewrichtsklachten of hoofdpijn van de veranderde kaakstand krijgt. Kom je goed door deze test, dan kan de behandeling beginnen.

De mogelijkheden om je beet te verhogen zijn:
– een laag op de kiezen aanbrengen;
– de kiezen verder uit de tandkas trekken, door middel van orthodontie.

Een *laag aanbrengen op de kiezen* kan op verschillende manieren. Opbouwen met composiet is een redelijk eenvoudige, goede mogelijkheid. Nadeel is wel dat composiet slijt en de beetverhoging na verloop van tijd dus verdwijnt.
De verhoging kan ook gemaakt worden door zogeheten onlays, nieuwe porseleinen bovenkanten voor je kiezen, die op de bestaande kauwvlakken worden gelijmd. Het voordeel hiervan is dat deze restauraties veel langer meegaan en veel slijtvaster zijn. Porseleinen

onlays zijn wel duurder dan composietverhogingen. Voor beide
soorten restauratie geldt dat de kiezen vrij gaaf moeten zijn. Zitten
er al grote restauraties in de kiezen, dan is het misschien verstandiger om door middel van kronen de beet te verhogen. Een combinatie van deze drie is ook mogelijk. Het zal afhangen van de staat
waarin je kiezen nu verkeren en van je financiële mogelijkheden.
Een porseleinen onlay wordt op dezelfde wijze gemaakt als een
inlay. Het verschil: een onlay ligt boven op de kies, een inlay zit
grotendeels in de kies.

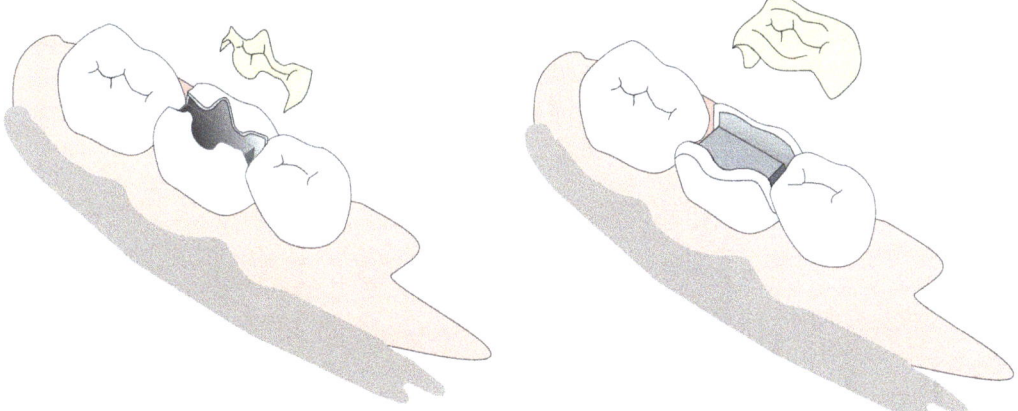

Afbeelding 2.22-2.23 *Een inlay (links) zit in de kies, als een vulling. Een onlay (rechts) vervangt ook knobbels van een kies en valt gedeeltelijk over de kies heen.*

Lees voor het exacte behandelverloop van het maken van de verschillende restauraties de beschrijvingen in hoofdstuk 3.

Zijn je tanden en kiezen vrij gaaf en heb je nog geen grote restauraties, bijvoorbeeld bruggen, dan is orthodontie een goede mogelijkheid. Uitneembare apparatuur, een losse beugel, is in dit gecompliceerde geval niet mogelijk.
Welke kiezen gaan van stand veranderd worden, die van de onderkaak of die van de bovenkaak? Dat hangt af van een aantal factoren. Onder andere van de stand van je kaken ten opzichte van elkaar en van de stand van je kaken ten opzichte van je lippen. De tandarts of orthodontist zal je dit tijdens de behandeling uitleggen. Overigens maakt het voor jou niet veel uit. Als je een beugel krijgt, is dit in het merendeel van de gevallen in de bovenkaak én de onderkaak. De reden daarvan is dat de stand van ondertanden en -kiezen samenhangt met de stand van de boventanden en -kiezen. Er wordt niet

voor niets gesproken over het tand-kaakstelsel. Je kunt dus niet ongestraft iets in de bovenkaak veranderen zonder de onderkaak erop aan te passen, en andersom.

Zodra er ruimte is gemaakt tussen de boventanden en de ondertanden, door het ophogen van de kiezen, kan begonnen worden met het weer op zijn plaats brengen van de boventanden. Dit gebeurt door middel van een beugel. Is het verhogen van de beet ook middels orthodontie gedaan, dan kan in een moeite doorgewerkt worden.
Lees voor het exacte behandelverloop van de orthodontische behandeling de beschrijving in 3.19.

DE SPLETEN ZIJN ONTSTAAN DOOR EEN VERKEERDE SPREEK- OF SLIKGEWOONTE

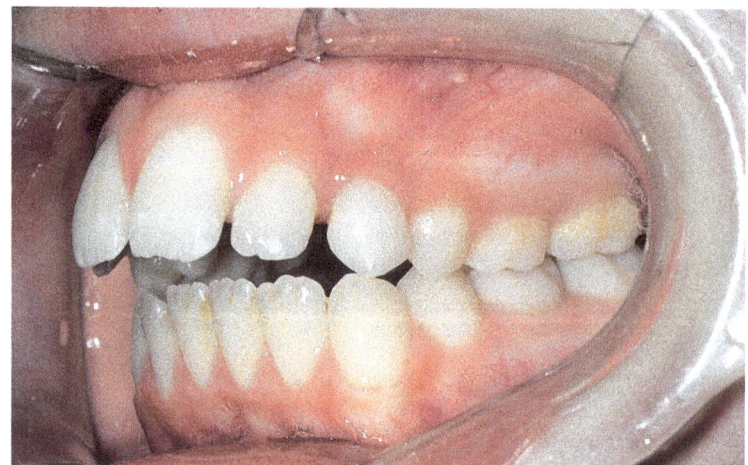

Afbeelding 2.24 Een open beet, ontstaan door een verkeerde slikgewoonte, waarbij de tong elke keer tussen de tanden komt.

In dit geval heeft een tandheelkundige of orthodontische behandeling weinig effect, eerst moet de oorzaak, de verkeerde gewoonte, afgeleerd worden. Vaak wordt daarbij de hulp ingeroepen van een logopedist, die je gaat leren op een andere manier te spreken en/of te slikken. Soms worden daarbij hulpmiddelen gebruikt, zoals een speciaal plaatje om te zorgen dat je tong niet meer steeds tussen je tanden terechtkomt bij het slikken of bij het uitspreken van bepaalde letters. Pas als je verkeerde mondgewoonten afgeleerd zijn, heeft het behandelen van de afwijkende tandstand een blijvend resultaat.

2.3 Eén voortand staat scheef

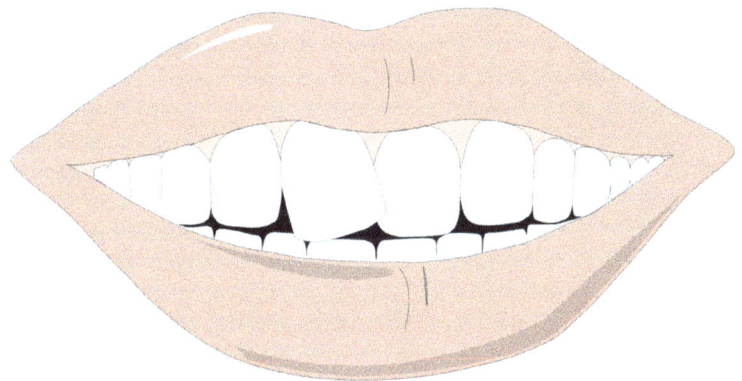

Afbeelding 2.25 Een scheefstaande voortand is goed te behandelen.

Het scheefstaan van één van je tanden kan verschillende oorzaken hebben. De twee meest voorkomende oorzaken zijn ruimtegebrek en parodontitis, een ontsteking van het kaakbot en het tandvlees. Voordat je met de behandeling van een scheve tand kunt beginnen, moet je eerst weten wat bij jou het scheefstaan veroorzaakt heeft. Daarvan hangt namelijk af met welke behandeling begonnen kan worden. Hoe herken je het verschil? Als je ruimtegebrek hebt, zul je dat meestal al wel weten, je tandarts heeft het je wellicht verteld. Misschien had je vroeger een beugel moeten hebben en wilde je dat toen niet, of je wilde een beugel en kon dat niet. In ieder geval is je kaak te smal om ruimte te bieden aan de tanden en kiezen die erin horen. Je tandvlees is stevig, lichtroze en bloedt niet. Is je tand scheef gaan staan door parodontitis, dan is het een ander verhaal. De tand heeft waarschijnlijk vroeger recht gestaan en is op latere leeftijd van plaats veranderd. De tand staat ook een klein beetje los en af en toe zal je tandvlees bloeden bij het poetsen. Misschien heb je ook een onfrisse adem.

De behandelmogelijkheden van een scheefstaande tand door ruimtegebrek worden hieronder beschreven; het ontstaan en behandelen van parodontitis in paragraaf 2.1.

BEHANDELMOGELIJKHEDEN VOOR DE SCHEEFSTAANDE TAND DOOR RUIMTEGEBREK

Je hebt een scheve voortand of een hoektand die ver buiten de rij staat.
Beide gevallen komen vrij vaak voor en hebben te maken met ruimtegebrek in je kaak. Je kaak is in jouw geval te smal om al je

Afbeelding 2.26 Een hoektand staat buiten de rij.

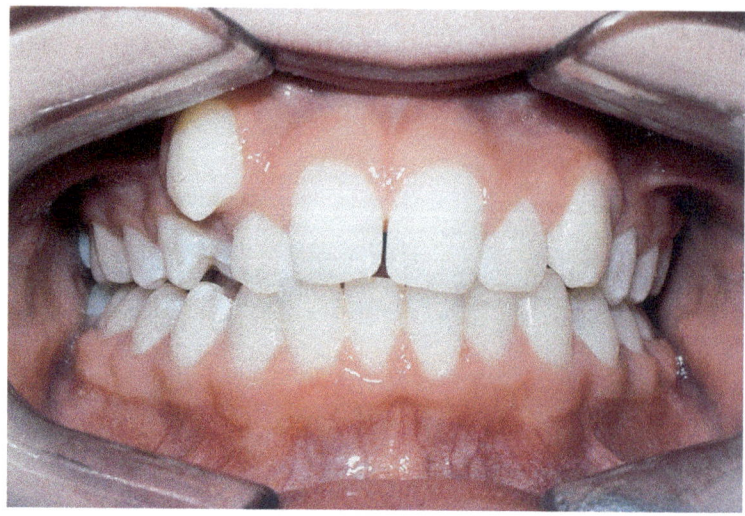

tanden netjes naast elkaar plaats te bieden. Dit geeft ook meteen de moeilijkheid van de behandeling aan, er zal ruimte gemaakt moeten worden. Een tweede aandachtspunt voor de behandeling is dat je gebit min of meer symmetrisch zal moeten blijven, het is dan ook niet altijd mogelijk maar één tand te behandelen. Als je één scheve tand hebt, en je gebit en tandvlees zijn verder gezond, zijn de behandelmogelijkheden:
- beslijpen;
- van vorm veranderen met vulmateriaal;
- trekken, met of zonder nabehandeling;
- een facing plaatsen;
- een kroon plaatsen;
- orthodontie.

De tand alleen beslijpen
Beslijpen is veruit de minst ingrijpende behandeling, met vaak grootse resultaten. Er worden kleine hoeveelheden glazuur van het betreffende element afgeslepen om de vorm zodanig te veranderen dat het element mooi in de tandenrij past.
Dit heeft alleen een goed resultaat als de standsafwijking niet te groot is en als het element goed van kleur is.
Lees voor het exacte behandelverloop van het beslijpen van een element de beschrijving in 3.6.

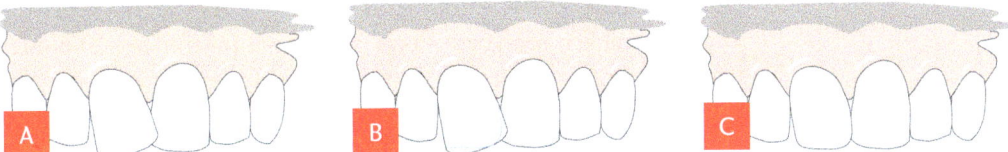

Afbeelding 2.27-2.29 Een scheefstaande voortand (A). De slijplijnen zijn aangegeven (B). Het eindresultaat, de tand is beslepen en het front oogt nu veel regelmatiger (C).

De tand van vorm veranderen met vulmateriaal

De huidige composieten, het meest gebruikte witte vulmateriaal, zijn haast uitgegroeid tot een wondermiddel in de tandheelkunde. Vroeger waren deze materialen nogal aan verkleuring en slijtage onderhevig, tegenwoordig zijn ze uitermate slijt- en kleurvast en bovendien in veel kleuren verkrijgbaar. Met composiet zijn grotere vorm- en standsveranderingen te verwezenlijken, vaak ook in combinatie met beslijpen.

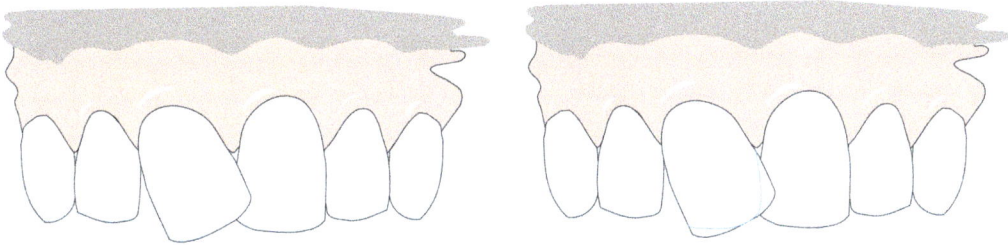

Afbeelding 2.30-2.31 Een scheve voortand. Rechts: de slijplijnen zijn aangegeven.

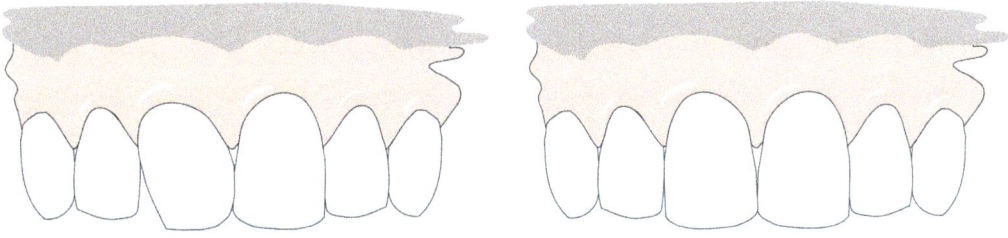

Afbeelding 2.32-2.33 De tand is beslepen. Rechts: het eindresultaat na beslijpen en aanvullen van de ontbrekende hoek met composiet.

Lees voor het exacte behandelverloop van het opbouwen met composiet de beschrijving in 3.8.

De tand trekken

Soms is trekken een goede optie, als de tand zover buiten of binnen de tandboog staat dat er maar een klein spleetje over is tussen zijn twee buurelementen.

Dit is vaak het geval bij ondertanden. In het ondergebit komt het zelfs regelmatig voor dat na trekken van de scheve tand, het spleetje tussen de buurtanden vanzelf dichtloopt in een aantal weken. Je tandarts zal van tevoren bepalen of dit geen invloed zal hebben op de stand van je bovengebit. Alle tanden en kiezen in de boven- en onderkaak oefenen invloed op elkaar uit. Het is natuurlijk niet de bedoeling dat na verloop van tijd een boventand scheef gaat staan omdat je een scheve ondertand hebt laten trekken! Of dit zal gebeuren is echter al voor de behandeling goed in te schatten.

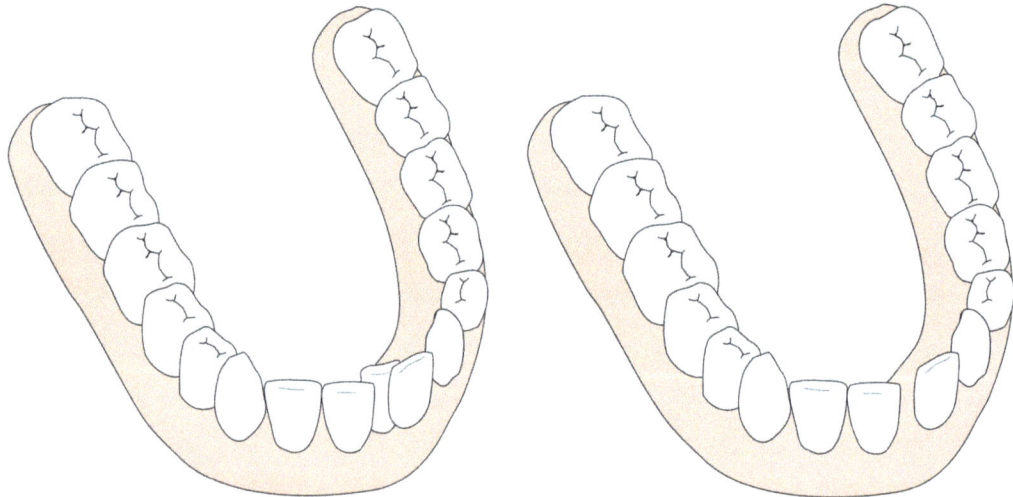

Afbeelding 2.34 Een scheefstaande ondertand. Rechts: soms is het een oplossing de scheefstaande tand te trekken.

Als na het trekken van de scheve tand toch een spleet blijft bestaan, kan deze opgevuld worden door beide buurelementen iets breder te maken. Dit kan met composiet of door middel van een porseleinen facing. Het trekken van een tand die erg buiten de rij staat, is meestal snel voor elkaar. De tand heeft minder houvast in het bot, omdat hij op een afwijkende plek staat. Je zult hier in het algemeen weinig nabezwaren van ondervinden, vaak is zelfs niet eens een pijnstiller nodig. Je tandarts zal je uiteraard verdoven, de verdoving werkt drie à vier uur. Is de verdoving uitgewerkt, dan zal de wond nog wat beurs aanvoelen, maar ook dit is snel verdwenen. Wonden

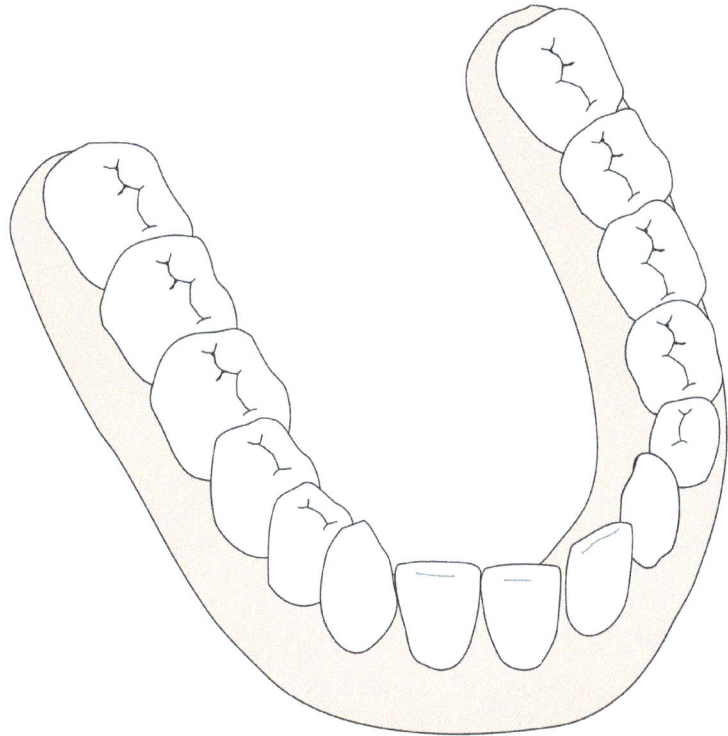

Afbeelding 2.35 Een kleine overgebleven spleet in de onderkaak loopt vaak vanzelf dicht.

in de mond genezen zeer snel, tenzij je rookt. Roken vertraagt de wondgenezing. Rook dus in elk geval niet tijdens de periode van wondgenezing. Soms wordt de wond gehecht, meestal wordt hiervoor een oplosbare hechting gebruikt, die vanzelf verdwijnt na ongeveer een week. Is een vervolgbehandeling afgesproken, bijvoorbeeld voor het breder maken van de buurelementen, dan kan deze al na een paar dagen plaatsvinden.

Trekken en een etsbrug plaatsen

Trekken en een etsbrug plaatsen vergt een wat uitgebreidere behandeling. De tand die scheef staat, wordt namelijk getrokken en van tevoren is al ingeschat dat de spleet die tussen de buurelementen overblijft, niet vanzelf zal dichtlopen. Het maken van een etsbrug is een goede optie als de ruimte die overblijft na het trekken ongeveer de breedte heeft van één tand en de buurelementen min of meer gaaf zijn. Een etsbrug is een porseleinen namaaktand (dummy) die door middel van twee vleugels aan de achterzijde van de buurtanden wordt vastgelijmd. Het is een mooie restauratie om een

Afbeelding 2.36 Het gat van een getrokken tand kan worden opgevuld met een etsbrug.

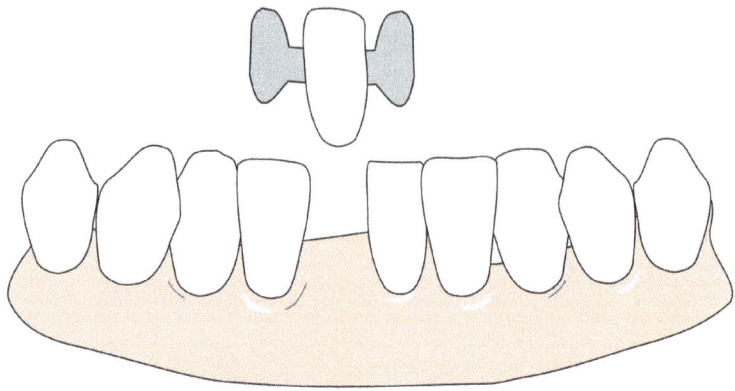

ontbrekend element te vervangen en een restauratie die bovendien weinig schade doet aan de rest van je gebit. Voor het vastzetten aan de buurelementen, moeten deze soms iets beslepen worden aan de achterzijde, maar dit is minimaal. Het vastzetten gebeurt met een speciale 'tandlijm', een materiaal dat hecht aan glazuur en aan porselein en metaal.

Lees voor het exacte behandelverloop van het maken van een etsbrug de beschrijvingen in 3.13 en 3.17.

Trekken en een brug plaatsen

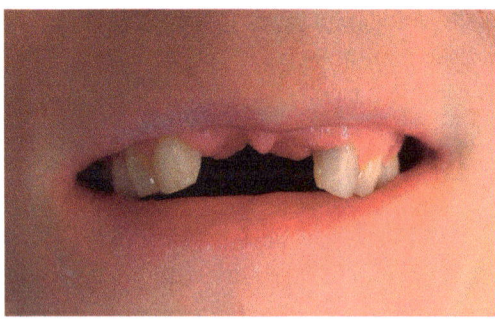 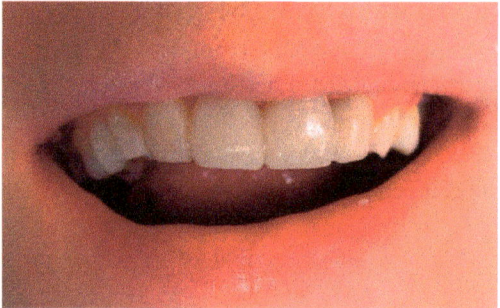

Afbeelding 2.37 Er ontbreken twee voortanden. Rechts: de ruimte is gesloten door middel van een brug.

Trekken en een brug plaatsen is een uitgebreide behandeling, waarbij veel tandmateriaal opgeofferd moet worden van de buurelementen. Deze behandeling is dan ook alleen aan te raden als de buurelementen van de scheefstaande tand in slechte conditie zijn en eigenlijk toch al van een kroon voorzien moesten worden. Want dat gebeurt met het plaatsen van een brug, de beide buurelementen worden voorzien van een kroon en daartussenin is een namaaktand (dummy) vastgezet. Een in dit geval driedelige brug is nodig om één ontbrekend element aan te vullen. Een brug is een restauratie van porselein, of porselein op een ondergrond van metaal, om een ontbrekend element te vervangen.

Een driedelige brug bestaat uit twee kronen en een dummy. De dummy vervangt je ontbrekende tand of kies, de kronen zorgen voor het houvast van de dummy op de pijlers. De pijlers zijn de tanden of kiezen die aan weerszijden van het gat staan, ze worden beslepen tot een stomp waar de kroon overheen past.

Lees voor het exacte behandelverloop van het maken van een brug de beschrijvingen in 3.13 en 3.16.

Trekken en orthodontie

De tand die scheef staat, wordt getrokken en van tevoren is al ingeschat dat de spleet die tussen de buurelementen overblijft, niet vanzelf zal dichtlopen. Staan ook het buurelement of de andere elementen niet helemaal zoals je wilt, dan is een vervolgbehandeling met een beugel een goede mogelijkheid. Een uitneembare beugel is zelden mogelijk. Hiermee zijn maar een paar standsveranderingen te bereiken. Waarschijnlijk wordt het dus een vaste beugel, ook wel slotjesbeugel genoemd. Je kunt deze niet zelf uit je mond halen en op één à twee jaar behandeltijd moet je wel rekenen. Het lijkt lang, maar in de praktijk blijkt dat de meeste cliënten het vinden meevallen.

Lees voor het exacte behandelverloop van de behandeling met een vaste beugel de beschrijving in 3.19.

De tand voor het oog rechtzetten door middel van beslijpen en een porseleinen facing aanbrengen

In plaats van met kunststof, kan een tand ook opgebouwd worden met porselein. Dit is duurder dan kunststof en de behandeling duurt langer, maar het eindresultaat is schitterend en de restauratie zal niet verkleuren. Allereerst zal de scheefstaande tand in vorm geslepen moeten worden. Ditmaal worden niet alleen de uit de tandenrij stekende hoeken verwijderd, maar wordt ook een dunne laag glazuur van de voorzijde van de tand weggeslepen, om plaats te bieden aan het porselein dat er later opgelijmd wordt. Voor het plaatsen van de porseleinen facing, die bij een tandtechnicus wordt gemaakt, is een vervolgconsult nodig. Dit betekent dat je in de tijd tussen de twee consulten met een tand loopt, waar wat glazuur van is afgeslepen. Meestal wordt daar geen noodrestauratie overheen gemaakt. De tussenliggende tijd is te kort om schade te doen aan de beslepen tand. Bovendien blijkt in de praktijk dat niemand ziet dat er iets aan je gebit gedaan is. Wel kan de tand wat kougevoelig zijn na de eerste behandeling. Poetsen met een tandpasta tegen gevoelige tanden helpt.

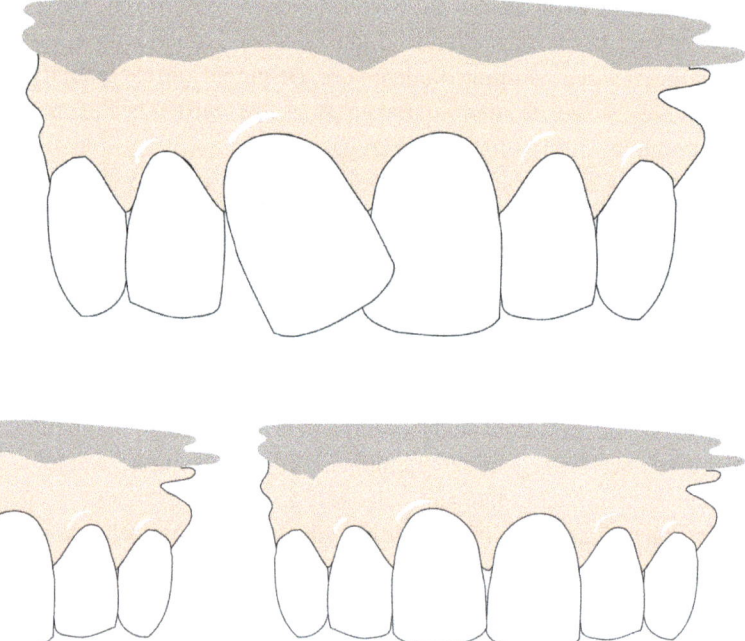

Afbeelding 2.38 Een scheve voortand.

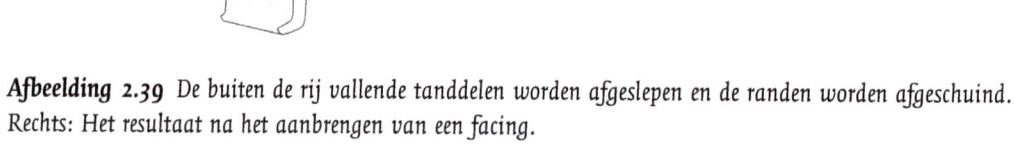

Afbeelding 2.39 De buiten de rij vallende tanddelen worden afgeslepen en de randen worden afgeschuind. Rechts: Het resultaat na het aanbrengen van een facing.

Lees voor het exacte behandelverloop van het beslijpen van een element en het maken van een facing de beschrijvingen in 3.13 en 3.14.

De tand voorzien van een kroon

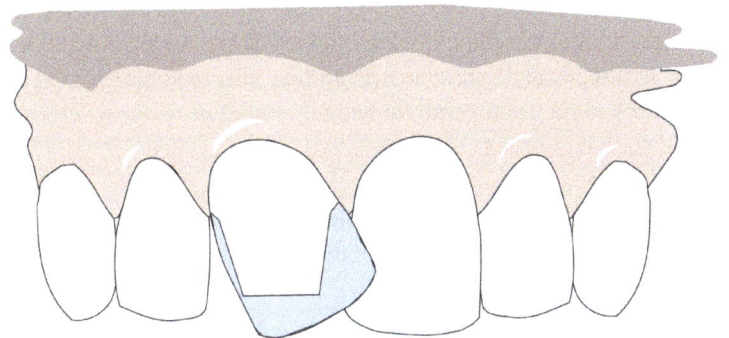

Afbeelding 2.40 Een scheefstaande tand wordt in model geslepen om er een kroon op te kunnen plaatsen.

De tand voorzien van een kroon is een uitgebreide behandeling. Hiervoor moet vrij veel van de eigen tand afgeslepen worden. Deze behandeling komt in aanmerking als de tand niet alleen scheef staat, maar bijvoorbeeld ook nog erg gevuld of verkleurd is. Een kroon is sterker dan een porseleinen facing, dit kan ook een reden zijn om een kroon te maken. Bijvoorbeeld als je erg knarst of nagels bijt. Voor het plaatsen van een kroon, die bij een tandtechnicus wordt gemaakt, is een vervolgconsult nodig. Dit betekent dat je in de tijd tussen de twee consulten met een tand loopt waar veel glazuur van is afgeslepen. Om te zorgen dat de afgeslepen tandstomp niet beschadigt in de tussentijd, krijg je een noodkroon aangemeten. Je loopt dus ongeveer een week met een wat minder mooie tand. Met een noodkroon loop je zeker niet voor schut, maar het is altijd iets minder mooi en zit iets minder prettig dan een echte porseleinen kroon.
Lees voor het exacte behandelverloop van het maken van een kroon de beschrijvingen in 3.13 en 3.15.

De tand rechtzetten door middel van orthodontie

De tand rechtzetten door middel van orthodontie is een goede mogelijkheid als de scheefstaande tand helemaal gaaf is en je het jammer vindt als er een restauratie op wordt gemaakt. Meestal zal de orthodontische behandeling voorafgegaan worden door wat slijpwerk aan de tand, je hebt immers ruimtegebrek.
Orthodontie wordt in de regel toegepast om het hele bovengebit passend te maken op het gehele ondergebit, zeker als de beugel geplaatst wordt in de puberteit. Bij volwassenen met specifieke wensen kan hiervan worden afgeweken; de behandeling kan gericht

worden op alleen rechtzetten van het front (de voortanden). Niet elke tandarts houdt zich bezig met dit soort orthodontische behandelingen, maar het is dus zeker wel mogelijk. Er zal een keuze gemaakt worden tussen een uitneembare of een vaste beugel. Deze keuze hangt af van de stand van je tanden. Cliënten hebben vaak een voorkeur voor een uitneembare beugel, omdat deze dan af en toe uitgedaan kan worden. Houd er echter rekening mee dat een uitneembare beugel slechts in zeer weinig gevallen mogelijk is, en dat die dan toch 24 uur per dag gedragen moet worden.

Lees voor het exacte behandelverloop en het dragen van een beugel de beschrijving in 3.20.

2.4 Al mijn tanden staan scheef

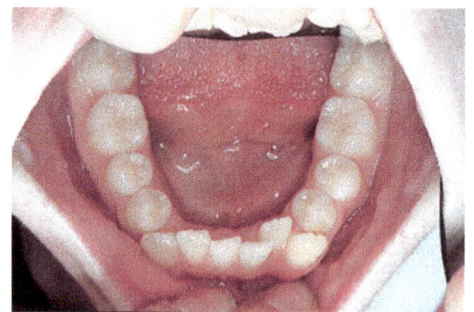

Afbeelding 2.41
Scheefstaande tanden in het ondergebit.

Staan al je tanden scheef en is je gebit redelijk gaaf, dan is orthodontie de aangewezen oplossing voor jou. Veel mensen denken nog ten onrechte dat een beugel iets is voor pubers. Dit is niet het geval, op iedere leeftijd kan een orthodontische behandeling gestart worden. Het enige verschil met starten tijdens de puberteit is dat je niet meer groeit. Er kan dus geen gebruik meer worden gemaakt van kaakgroei om de stand van de kaken te wijzigen of groei te begeleiden. Voor het soort beugel dat je gaat dragen zal een keuze gemaakt worden tussen uitneembaar of vast, of zelfs de nieuwe mogelijkheid van orthodontische behandeling met behulp van doorzichtige kunststof mallen. Deze keuze hangt af van de stand van je tanden.

Zelfs het veelvoorkomende 'scheefstaande onderfront', dat vaak op latere leeftijd optreedt, kan orthodontisch behandeld worden. Cliënten hebben vaak een voorkeur voor een uitneembare beugel, omdat deze af en toe uitgedaan kan worden. Houd er echter rekening mee dat een uitneembare beugel slechts in zeer weinig gevallen mogelijk is, en dat die dan toch 24 uur per dag gedragen moet

worden. Het dragen van een vaste beugel is in het begin zeker lastig, de slotjes en draden kunnen pijn doen aan je wangen en lippen. Praten is lastiger. Dit zijn allemaal klachten die snel verdwijnen. Het schoonhouden van je gebit is een stuk moeilijker als je een beugel draagt.
Voor specifieke reinigingstips zie hoofdstuk 1.
Lees voor het exacte behandelverloop en het dragen van een beugel de beschrijving in 3.20.

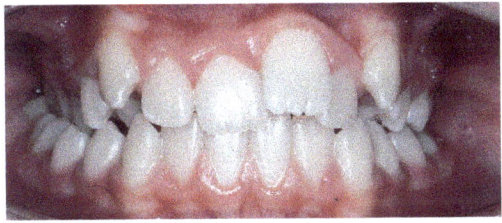 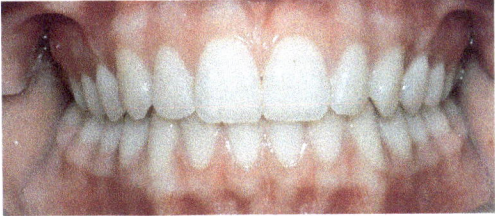

Afbeelding 2.42 Een onregelmatig bovengebit. Rechts: na behandeling door middel van orthodontie.

2.5 Eén voortand is verkleurd

Er zijn veel oorzaken voor het verkleuren van tanden en kiezen. Vaak is het noodzakelijk de oorzaak te kennen, omdat die mede bepaalt wat voor behandelingen mogelijk zijn en welke behandeling bij jou het beste resultaat zal geven.
Hieronder volgt een aantal oorzaken van tandverkleuring en hun specifieke behandeling.

DE TAND STAAT IETS NAAR ACHTEREN

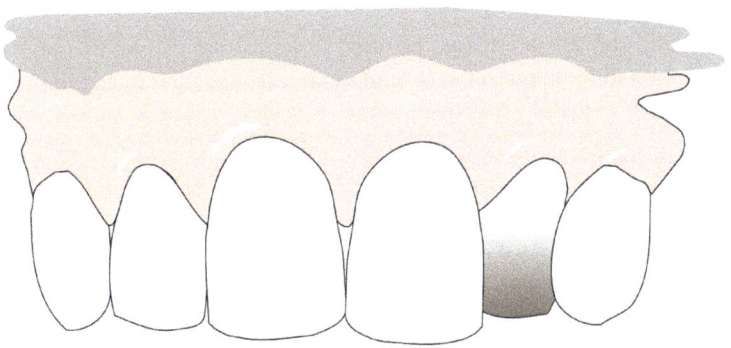

Afbeelding 2.43 De tand is verkleurd omdat hij iets naar achteren staat.

Een tand die iets naar achteren staat, dus niet netjes gelijk met de andere tanden in je tandboog, zal minder geraakt worden door je tandenborstel en daardoor vaak oppervlakkig verkleuren. De tand is goed schoon te krijgen door polijsten, een eenvoudige behandeling die je tandarts of mondhygiënist kan uitvoeren. Zijn alleen de randjes van de tand verkleurd, dan helpt het dagelijks goed te flossen. Er bestaat tegenwoordig ook whitening floss, een floss die verkleurde randen extra goed reinigt.

EEN DODE VOORTAND

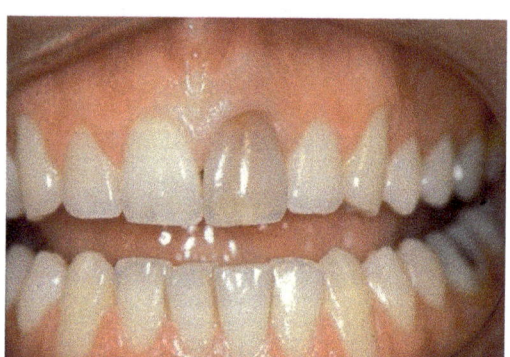

Afbeelding 2.44 De tand is verkleurd omdat hij avitaal (dood) is.

Een dode voortand is te herkennen aan een grijzige kleur. Vaak ook weet je nog dat je in het verleden een klap tegen de tand hebt gehad of dat je erop bent gevallen. Er kunnen jaren liggen tussen het moment van de val of klap en het verkleuren van de tand. De aangewezen behandeling voor het ontkleuren van zo'n grijze tand is inwendig bleken.

Inwendig bleken van een dood element
De eerste mogelijkheid die je tandarts je zal aanraden is de tand van binnenuit te bleken. Dit is namelijk een vrij eenvoudige en niet zo kostbare behandeling met vaak een prima eindresultaat. Voor het inwendig bleken moet de tand een wortelkanaalbehandeling ondergaan hebben. Meestal zal dit na een ongeval al gebeurd zijn. Soms wordt een tand pas jaren na 'de klap' donker en zal de tandarts testen of het element inderdaad is doodgegaan en alsnog een wortelkanaalbehandeling uitvoeren. Een wortelkanaalbehandeling is per se nodig op een afgestorven element, omdat anders ontstekingsproducten in je lichaam terechtkomen, die schade doen aan je algemene gezondheid. Door de kanaalbehandeling wordt de wortel

van het element bij het puntje afgesloten, als een kurk op de fles, zodat dit niet meer mogelijk is.

De dode tand heeft dus meestal al een kanaalbehandeling ondergaan. Voor deze behandeling is de tand indertijd aan de achterkant opengeboord en later weer gevuld. Het voordeel van het inwendig bleken is dat deze zelfde opening gebruikt kan worden om een bleekmiddel in de tand aan te brengen. De tand wordt dus niet verder beschadigd of verzwakt. Het eindresultaat is van tevoren niet precies te voorspellen, soms moet een andere behandeling volgen om het resultaat nog verder te verbeteren.

Lees voor het exacte behandelverloop van inwendig bleken de beschrijving in 3.5.

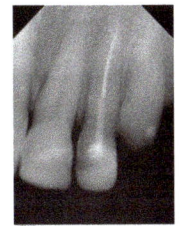

Afbeelding 2.45 Een röntgenfoto van een tand met een wortelkanaalbehandeling.

Andere mogelijkheden

- Een laagje aanbrengen met tandkleurig vulmateriaal, de directe facing.
- Een porseleinen facing aanbrengen.
- Een kroon op het element plaatsen.

Om de grijze kleur van een dode tand te maskeren, kan ook een tandkleurige laag aangebracht worden, de porseleinen of kunststof facing. Meestal is inwendig bleken de eerste behandelkeuze, en volgt het aanbrengen van een facing als het bleken niet honderd procent resultaat heeft gehad. Het bleken is daarmee niet voor niets geweest, het heeft de tand waarschijnlijk wél een aantal tinten lichter gemaakt, waardoor het eenvoudiger wordt een mooie facing te maken.

De verkleuring die ontstaat door het doodgaan van een tand of kies, geeft een specifiek probleem voor het maken van facings. De verkleuring komt van binnenuit, vanuit het wortelkanaal. Waar de tand het tandvlees in gaat, bij de tandhals, is de tand het dunst. Hier ligt het wortelkanaal het dichtst aan de oppervlakte en is de grijze verkleuring dus het best te zien. Ook de facing moet op deze plaats het dunst worden, omdat deze glad moet aansluiten op het element. De dunne bedekking van de facing in combinatie met de dunne laag tandmateriaal ter plaatse over het wortelkanaal, laat de kleur hier vaak nog doorschemeren. Soms blijf je dan een grijze rand boven aan de tand of kies zien en is de behandeling hiermee eigenlijk niet geslaagd te noemen.

Lees voor het exacte behandelverloop van het maken van een kunststof facing de beschrijving in 3.12.

Afbeelding 2.46 Soms blijf je een grijze rand boven aan de tand of kies zien.

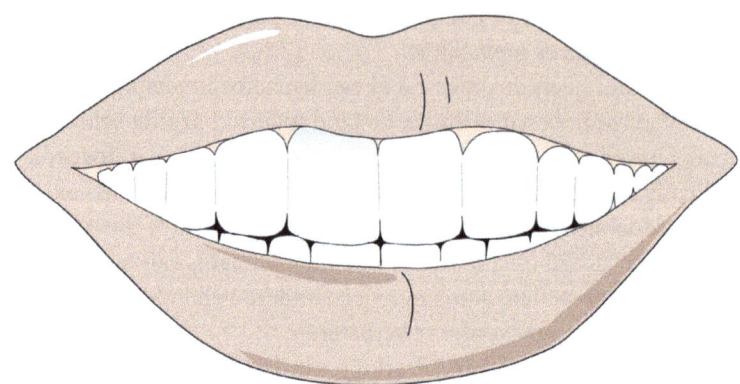

Met een kroon is het euvel van een doorschemerende grijze tandhals te voorkomen. Nadeel is wel dat voor het maken van een kroon veel tandweefsel opgeofferd moet worden. Als je verkleurde tand verder gaaf is, zul je dit wellicht niet willen. Een dode tand is echter wel altijd wat brosser dan een levende tand, soms is het daarom juist wel goed om er een kroon overheen te zetten.

Lees voor het exacte behandelverloop van het maken van een kroon de beschrijvingen in 3.14 en 3.16.

Voordeel van een kunststof facing ten opzichte van een porseleinen facing is in dit geval: een kunststof facing is goedkoper en kan bij slijtage makkelijk gerepareerd of aangevuld worden. Voordeel van een porseleinen facing is dat deze restauratie niet verkleurt. Bovendien slijt porselein nauwelijks.

Voordeel van een kroon is dat deze niet doorzichtig is, dus de verkleuring wordt honderd procent gemaskeerd. Nadelen van een kroon zijn dat die duurder is dan een facing en er meer tandweefsel opgeofferd moet worden.

EEN ELEMENT IS VERKLEURD DOOR EEN OUDE AMALGAAMVULLING

Als een amalgaamvulling gedurende lange tijd aanwezig is in een tand of kies, kunnen metaaldelen het glazuur van het element doen verkleuren. De tand of kies heeft dan een grijsblauwe vlek. Deze verkleuring is door middel van bleken niet te verwijderen. De metaaldelen zullen uit het glazuur weggeslepen moeten worden, daarna kan het gat hersteld worden met een composietvulling. Uiteraard kan er ook een kroon op het element gemaakt worden, vaak een goede optie als de amalgaamvulling erg groot is. Het

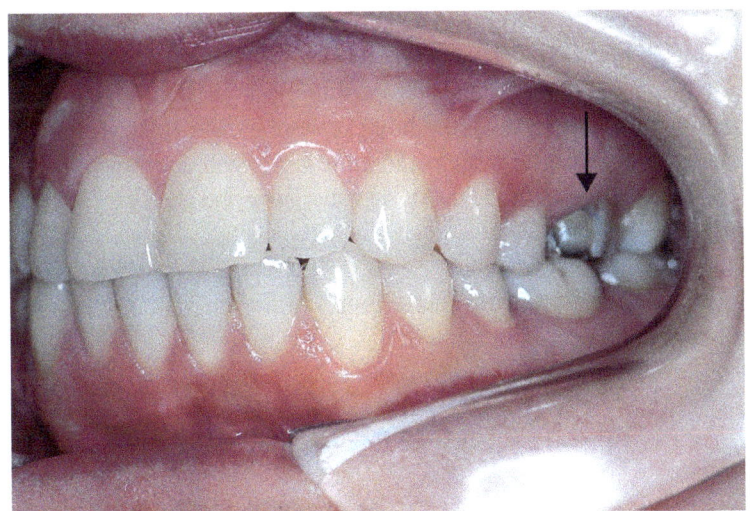

Afbeelding 2.47 Een door amalgaam grijs verkleurde kies.

element zal dan toch behoorlijk verzwakt zijn, een kroon kan de oorspronkelijke sterkte terugbrengen. Je tandarts zal, voordat een kroon gemaakt wordt, aanwezig amalgaam sowieso liever verwijderen. Het is dan zeker dat er geen ongerechtigheden achterblijven onder de nieuwe restauratie. 'De kat in de kelder metselen' wordt dat genoemd. Onder elke nieuwe restauratie is een stevig en schoon fundament nodig.

Lees voor het exacte behandelverloop van het maken van een kroon de beschrijvingen in 3.14 en 3.16.

EEN ELEMENT IS VERKLEURD DOOR EEN OUDE COMPOSIETVULLING

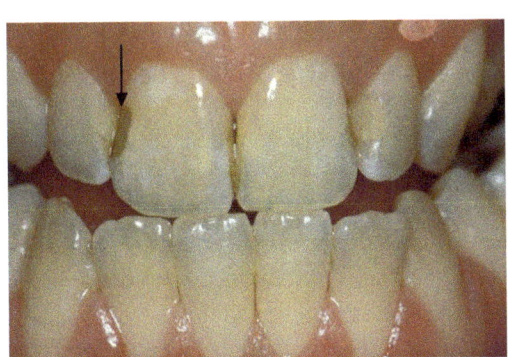

Afbeelding 2.48 Een verkleurde composietvulling.

Er zit een verkleurde composietvulling in het element. Bij het behandelen hiervan blijkt een voordeel van composiet ten opzichte van amalgaam dat de vulling, als de aansluiting verder helemaal goed is, niet in zijn geheel verwijderd hoeft te worden. Het volstaat de verkleurde bovenlaag te verwijderen en te vervangen door nieuw composiet in de gewenste kleur. Als de vulling erg oud is, of niet zeker is dat het element eronder nog gaaf is, zal besloten worden toch de hele vulling te vervangen.

Lees voor het exacte behandelverloop van het maken van een composietvulling de beschrijving in 3.9.

EEN ELEMENT IS VERKLEURD DOOR OUD WORTELKANAALVULMATERIAAL

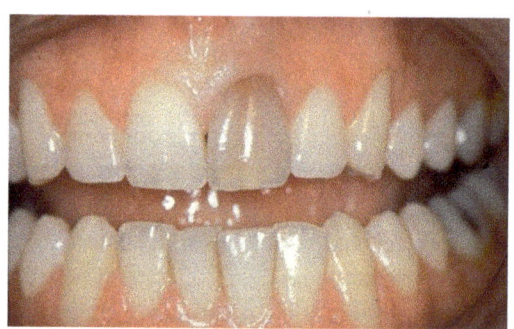

Afbeelding 2.49
Verkleuring door oud wortelkanaalvulmateriaal.

In het verleden gebruikt wortelkanaalvulmateriaal kan heel vervelende verkleuringen veroorzaken. Rood, bruin of oranje, vooral bij de tandhals. Kleurstoffen uit deze vulmaterialen zijn na lange tijd ver in het tandweefsel gedrongen. In dit geval wordt met bleken zelden een goed resultaat bereikt. Vaak is een kroon dan de meest zekere optie, omdat een kroon niet transparant is, in tegenstelling tot bijvoorbeeld een facing.

Lees voor het exacte behandelverloop van het maken van een kroon de beschrijvingen in 3.14 en 3.16.

2.6 Ik heb verkleuring door mijn gehele gebit

Verkleuringen door het gebit kunnen op verschillende wijze zijn ontstaan. De oorzaak van de verkleuring bepaalt mede de behandelmogelijkheden.

Mogelijke oorzaken zijn:

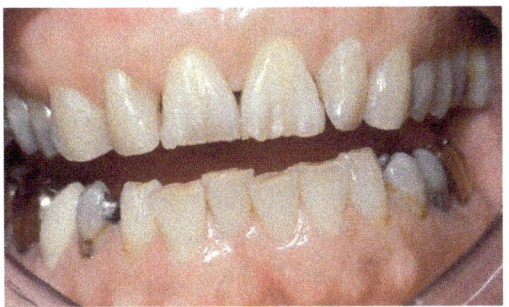

Afbeelding 2.50
Verkleuringen door het gebit kunnen verschillende oorzaken hebben.

- Het gebit is niet schoon, de verkleuringen worden veroorzaakt door plak en tandsteen.
- Het gebit is verkleurd door medicijngebruik in je jeugd.
- Het gebit is verkleurd door huidig medicijngebruik.
- Het gebit is in de loop der tijd door voedingsmiddelen en/of roken verkleurd.
- Je hebt in aanleg gele tanden, het is jouw aangeboren kleur.

JE GEBIT IS NIET SCHOON

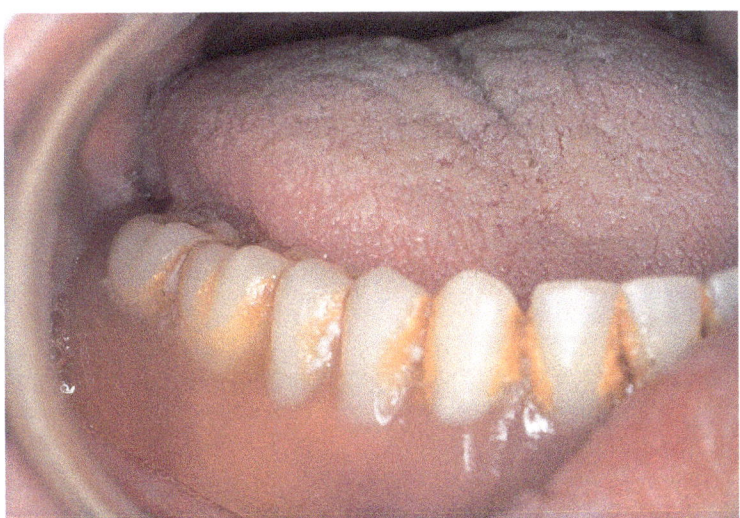

Afbeelding 2.51
Tandplak en tandsteen maken dat het gebit er onfris uitziet.

Als er aanslag, plak of tandsteen op je gebit zit, zal het er nooit mooi uitzien. Door te poetsen volgens de in hoofdstuk 1 beschreven methode, in combinatie met stokeren of flossen, kun je een deel van dit probleem oplossen. Tandsteen kun je echter niet zelf weghalen, je kunt wél voorkomen dat het ontstaat. Is er al tandsteen op je gebit aanwezig, dan zal je tandarts of mondhygiënist dit eerst moeten verwijderen. Daarna kun je zelf aan de slag om het mooi te houden.

Wat is tandsteen?
Tandsteen is een harde laag op je tanden, zo hard als steen, vandaar het woord. Het is zo hard dat je het met de tandenborstel of met floss niet weg krijgt, de tandarts moet het weghalen.

Hoe ontstaat tandsteen?
Net als ketelsteen ontstaat tandsteen doordat kalk uit je speeksel neerslaat op je tanden. Niet zomaar, op gladde schone tanden heeft tandsteen geen kans. Er moet een laagje plak op de tanden aanwezig zijn. Plak is aanwezig als (delen van) je tanden en kiezen 24 uur niet schoongemaakt zijn. Meestal zijn dat de plekken waar je moeilijk bijkomt, zoals hoekjes tussen de tanden en kiezen die alleen met floss te bereiken zijn, of de achterkanten van je ondertanden. Als je rookt, ontstaat sneller tandsteen dan als je niet rookt; bovendien zijn rokers vatbaarder voor tandvleesziekten.

Hoe wordt tandsteen weggehaald?
De tandarts of mondhygiënist haalt tandsteen weg met ultrasone apparatuur. De ultrasound zorgt voor een heel snelle trilbeweging van de tip, maar helaas ook voor het hoge, irritante geluid. Het tandsteenapparaat heeft een gladde afgeronde metalen tip, die het tandsteen van de tanden en kiezen aftikt. Het apparaat slijpt niet, het haalt dus geen glazuur van je tanden en kiezen af. Tandsteen kan op lastige plekken of plaatsen waar grote zorgvuldigheid vereist is, ook met handinstrumentarium weggehaald worden. Na tandsteen verwijderen volgt altijd het polijsten van de tanden.

Waarom wordt tandsteen weggehaald?
Tandsteen wordt weggehaald omdat je tandvlees er ontstoken van raakt. Bovendien is het een vies gezicht en veroorzaakt het een slechte adem.
Klachten bij ontstoken tandvlees:
– bloeden bij poetsen of flossen, soms zelfs al bij aanraken;
– soms slechte adem;
– soms vieze smaak.
Bloedend tandvlees is nooit goed, ook al heb je het 'altijd al', hebben je oma, je zus en je vader het ook en heb je er 'geen last van', het is niet goed, je tanden gaan er los van staan en vallen op den duur uit. Het bloeden betekent dat je tandvlees ontstoken is. Pijn staat niet bij het rijtje klachten, ontstoken tandvlees doet zelden pijn, vandaar dat

mensen geneigd zijn er niet zoveel aandacht aan te besteden. De uitspraak: 'Het doet geen pijn, dus het zal niet ernstig zijn' gaat hier niet op.
Er is nog een addertje onder het gras: als je rookt, is je tandvlees minder doorbloed. Je zult er dus minder snel achterkomen dat je tandvlees ontstoken is, omdat het eerste signaal, het bloeden, later optreedt.

Wat is de behandeling?
Schoonmaken, door jou, eventueel na een reinigingsbeurt bij je tandarts. Je kunt met plakverklikkers controleren of je alle plak hebt weggehaald. Bloedend tandvlees moet met drie dagen over zijn als je alle plak verwijderd hebt. Is dit niet het geval, dan is het verstandig een afspraak te maken bij je tandarts om te laten onderzoeken of er meer aan de hand is. Heeft je tandarts al tandsteen verwijderd bij jou, dan kun je een antitandsteentandpasta gebruiken om ervoor te zorgen dat het tandsteen minder snel terugkomt.

En als ik niks doe?
Dan loop je het risico dat de ontsteking zich uitbreidt naar het kaakbot, waardoor je tanden en kiezen los gaan staan.

JE HEBT VERKLEURINGEN DOOR MEDICIJNGEBRUIK IN JE JEUGD

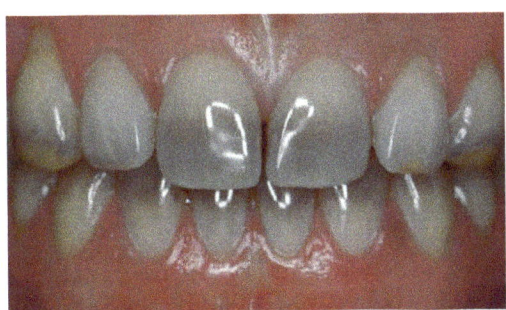

Afbeelding 2.52
Gebitsverkleuring door medicijngebruik in je jeugd.

Waarschijnlijk heb je strepen op je tanden en kiezen. Horizontale banen die precies aangeven, als jaarringen in een boom, hoe oud je was toen je de medicijnen kreeg. De boosdoeners zijn vaak antibiotica, vooral tetracyclines zijn berucht. Ze werden in het verleden nogal eens gegeven aan kinderen met luchtweginfecties, lang voordat bekend werd dat tanden en kiezen er een blijvende verkleuring van opliepen.

Bleken (uitwendig) heeft vaak wel enig effect op deze verkleuring, het is in ieder geval goed om dit als eerste behandeling te proberen. Is bleken niet afdoende, dan kan gekozen worden voor porseleinen facings op alle tanden en de kiezen die zichtbaar zijn bij lachen. Voor het maken van facings wordt een dunne buitenlaag van de tanden afgeslepen; het is dus, anders dan bleken, een definitieve keuze.

Natuurlijk kunnen ook alle zichtbare tanden en kiezen voorzien worden van kronen. Dit is echter niet alleen veel duurder, het kan ook onnatuurlijker ogen dan facings, omdat kronen minder transparant zijn. Soms is dat juist de bedoeling. Bijvoorbeeld als de verkleuringen zo donker zijn dat een facing ze niet maskeert. Omdat er veel soorten kronen en facings zijn, is het goed met je tandarts te overleggen wat voor jou de beste keus is. Inwendig bleken van een zeer donkere verkleuring is soms ook te overwegen. Een groot nadeel is dat de te bleken elementen dan eerst een wortelkanaalbehandeling nodig hebben. Voor deze behandeling zal dan ook slechts bij uitzondering gekozen worden.

Het is ook mogelijk dat op al je tanden en kiezen witte vlekken voorkomen.

Door je gehele gebit te bleken, zullen deze vlekken aanzienlijk minder opvallend worden.

Afbeelding 2.53
Gebitsverkleuring in combinatie met een glazuurafwijking, alleen bleken is hier niet voldoende.

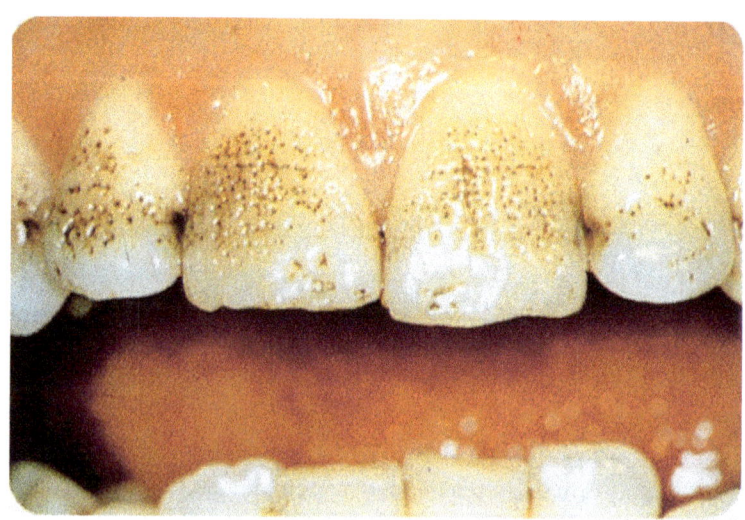

Is je gehele gebit niet alleen verkleurd, maar ook kwetsbaar door storingen in aanleg van het glazuur, dan is bleken alleen geen goede keus. Er zal een uitgebreid behandelplan opgesteld worden, speci-

alistisch werk voor je eigen tandarts of voor een tandarts gespecialiseerd in esthetische tandheelkunde. Dit soort afwijkingen is op vroege leeftijd al zichtbaar, veelal meteen na doorbraak van de eerste blijvende tanden op zesjarige leeftijd. Meestal wordt tegenwoordig op dat moment al een behandelplan opgesteld.
Lees voor het exacte behandelverloop van het bleken de beschrijvingen in 3.4 en 3.5.

JE HEBT VERKLEURINGEN DOOR HUIDIG MEDICIJNGEBRUIK

Er zijn medicijnen die je tanden behoorlijk verkleuren. Vaak betreft het een verkleuring op de buitenzijde van je tand, en verdwijnt de verkleuring enige tijd nadat je met het medicijngebruik bent gestopt. Een voorbeeld hiervan is het spoelmiddel chloorhexidine, dat je tanden bruin kleurt. Wil je niet wachten totdat je de verkleuring zelf hebt weggepoetst, vraag je tandarts of mondhygiënist dan om een polijstbehandeling. Omdat de verkleuring buiten op de tanden zit en niet in het glazuur, is bleken niet nodig.

JE GEBIT IS DOOR VOEDINGSMIDDELEN EN/OF ROKEN VERKLEURD

Naarmate je ouder wordt, verkleuren je tanden. Bij de een sneller dan bij de ander, dit heeft te maken met de kwaliteit van je glazuur en je eetgewoonten. Snelle verkleurders zijn koffie en thee, bosbessensap en drop. Roken is de grootste boosdoener. Bleken is voor alle gevallen een goede optie. Het is verstandig dit door je tandarts te laten bekijken. Vaak zal hij je gebit eerst polijsten om te zien welke vlekken en verkleuringen oppervlakkig zijn. Je tandarts kan daarna met je overleggen welk eindresultaat je van het bleken kunt verwachten. Vervolgens kan het bleken beginnen. Er zijn twee methoden, het bleken in de praktijk met behulp van lampen en het bleken thuis. In de tandartspraktijk gaat het sneller, maar is het ook iets duurder, thuis gaat het wat langzamer en is het ook meer voorspelbaar.
Lees voor het exacte behandelverloop van het bleken de beschrijving in 3.4.

JE HEBT GELE TANDEN VAN JEZELF

Vaak zal de gele kleur van je tanden bij je gezichtskleur passen, je hebt wellicht rood haar? Helaas leven we in een wittetandentijdperk. Stoor je je aan je gele tanden, dan is bleken een uitkomst. Zijn je

Afbeelding 2.54 Een gelere tandkleur kan genetisch bepaald zijn.

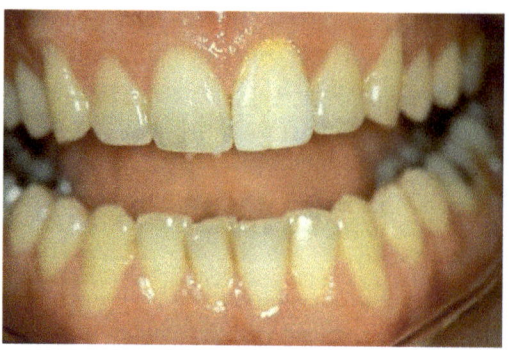

tanden behalve geel ook nog gaaf en sterk, dan is bleken een zeer voorspelbare behandeling voor jou, het resultaat zal mooi zijn. Lees voor het exacte behandelverloop van het bleken de beschrijving in 3.4.

2.7 Eén tand of kies is raar van vorm

AFGESLAGEN HOEK VAN EEN TAND

Afbeelding 2.55 Als van één tand een grote hoek is afgebroken, is de naastliggende tand vaak ook beschadigd.

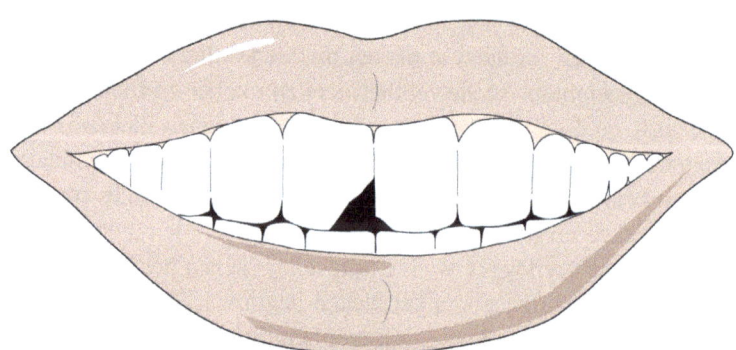

Een afgebroken hoek van een tand, door een val of klap, komt vaak voor in de praktijk. De schade is tegenwoordig met de mooie witte vulmaterialen gelukkig makkelijk te herstellen. Er zijn twee manieren om dit te doen.
1 Het originele stuk tand wordt weer op zijn oorspronkelijke plaats vastgelijmd.
2 Er wordt een heel nieuw tanddeel van composiet gemaakt.

De keuze voor een van deze twee behandelingen is afhankelijk van:

- het feit of het weggeslagen stuk tand gevonden is en is meegenomen naar de praktijk;
- de vorm van het afgebroken deel. Een flinke afgeslagen hoek met een mooie rechte breuklijn kan vaak makkelijk teruggeplakt worden.

Is het ongeval net gebeurd, dan zal eerst in de praktijk een röntgenfoto gemaakt worden om te zien of er behalve schade aan de tandkroon, ook schade aan de wortel ontstaan is. Daarna bekijkt je tandarts het breukvlak van de tand in je mond. Is de tand zover afgebroken dat de zenuw blootligt? In dat geval zal er eerst een wortelkanaalbehandeling gedaan moeten worden, of een speciale afdeklaag op de zenuw aangebracht moeten worden. Ligt de zenuw niet bloot, dan kan begonnen worden met het opnieuw aanzetten van het stuk tand. Dit heeft dan geen haast. Vaak is vlak na het ongeval de lip dik en pijnlijk, misschien zelfs gescheurd. Het is dan beter een dag te wachten met de vervolgbehandeling. De tandarts heeft dan meer zicht, en jij voelt je beter.

Lees voor het exacte behandelverloop van het vastzetten van een afgeslagen tandhoek de beschrijving in 3.10.

Je tandarts kan er ook voor kiezen het originele stuk tand niet terug te plaatsen, maar een heel nieuw tandgedeelte te maken van composiet. Het voordeel hiervan is dat, als de oorspronkelijke vorm niet optimaal was, deze tijdens de behandeling zodanig gewijzigd kan worden dat de stand uiteindelijk mooier is. Ook als het afgebroken stuk beschadigd is of erg klein of verkleurd, is het opnieuw opbouwen een goede keus.

Lees voor het exacte behandelverloop van het maken van een composietopbouw de beschrijving in 3.8.

Heb je een voortand waar in het verleden al eens een hoek aan is gezet die inmiddels verkleurd is, dan bestaan de volgende behandelmogelijkheden:
- Je laat de hoek opnieuw maken van composiet. De huidige composieten zijn redelijk kleur- en slijtvast, het resultaat is in ieder geval mooier dan de oude restauratie.
- Je laat een porseleinen facing op de tand maken. Porselein verkleurt niet en geeft een prachtig, natuurlijk resultaat. Nadeel is, dat je er twee keer voor naar de praktijk moet komen omdat het een zogenaamde indirecte restauratie is. Bovendien is het duurder dan een composietrestauratie.

Lees voor het exacte behandelverloop van het maken van een porseleinen facing de beschrijvingen in 3.14 en 3.15.

– Je laat een kroon op de tand maken. Een goede optie als de tand verzwakt is of erg aan slijtage onderhevig. Ben je een knarser of bijt je nagels, dan is het een risico een porseleinen facing op de tand te maken, omdat deze kan breken.
Lees voor het exacte behandelverloop van het maken van een kroon de beschrijvingen in 3.14 en 3.16.

EEN HOEKTAND STAAT OP DE PLEK VAN EEN SNIJTAND

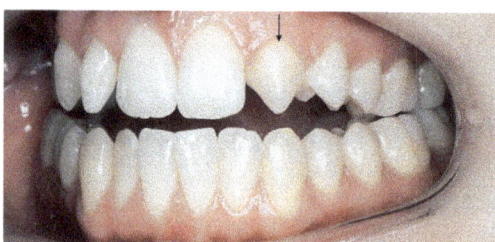 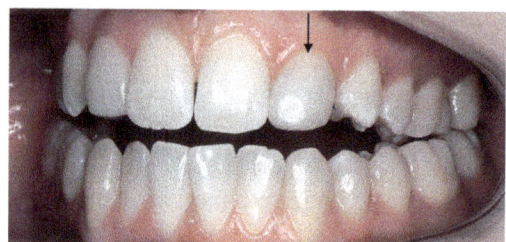

Afbeelding 2.56 *Een hoektand staat op de plaats van een laterale snijtand. Rechts: de hoektand is met composiet veranderd en heeft nu de vorm van een snijtand.*

Dit komt vrij vaak voor als de kleine snijtand niet is aangelegd. Nadat de melksnijtand is uitgevallen, is er geen nieuwe snijtand voor in de plaats gekomen. Het kan zijn dat de extra ruimte vanzelf is ingenomen door de hoektand, het kan ook zijn dat je een beugel hebt gehad om de tanden recht te zetten. In ieder geval heb je nu een hoektand naast je voortand staan.

Je hoektand is de meest gele tand van je gebit, terwijl de kleine snijtand, die er eigenlijk had moeten staan, de meest witte tand van je gebit is. Bovendien heeft de hoektand een punt in plaats van een snijvlak en is deze tand nogal bol van vorm, allemaal redenen iets te doen om de schoonheid van je gebit te herstellen.

Valt het kleurverschil mee, dan is beslijpen van de hoektand een goede mogelijkheid. De punt wordt afgeslepen tot een snijrand en op het dikste gedeelte van de hoektand wordt wat glazuur weggehaald om het uiterlijk van een snijtand te benaderen. Soms is het ook nodig de tand wat op te bouwen met composiet om de onderrand rechter te laten lijken.

Is de hoektand veel geler van kleur dan de naastgelegen snijtand, dan kan de hoektand individueel uitwendig gebleekt worden. Helaas heeft bleken van een hoektand soms minder resultaat dan gewenst. Een facing aanbrengen, eventueel in combinatie met bleken

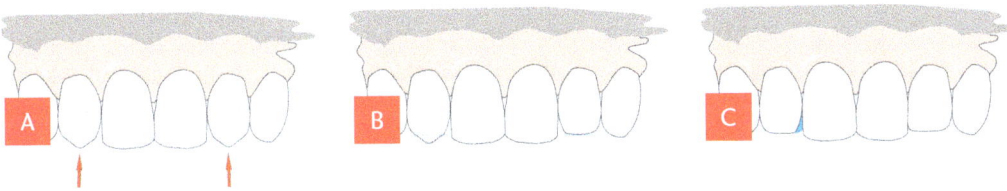

Afbeelding 2.57-2.59 Een hoektand op de plaats van een snijtand (A). De ontbrekende snijrand wordt aangevuld met composiet (B). Het eindresultaat (C).

kan een goede optie zijn als de hoektand niet veel dikker is dan de naastgelegen snijtand. Is er veel kleur- en vormverschil tussen de hoektanden en de centrale snijtanden, dan kan overwogen worden vier of zes facings naast elkaar te maken om een geheel nieuw front te creëren. Een kroon plaatsen op de hoektand is meestal geen goed idee. De hoektand is veel forser dan de snijtand die op deze plaats had moeten staan. Wil je de hoektand 'omtoveren' in een snijtand door middel van een kroon, dan zal heel veel tandweefsel van de hoektand opgeofferd moeten worden.

EEN KLEIN AANGELEGDE SNIJTAND

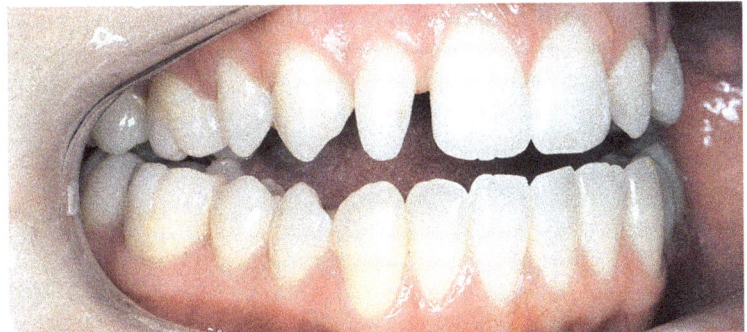

Afbeelding 2.60 Een zogenaamd kegeltandje.

Een klein aangelegde snijtand is een vrij vaak voorkomend euvel. De snijtand is vaak al een klein element, maar soms door een aanlegstoornis ook nog misvormd. Een kegeltandje heet dit.
De tand, die verder meestal helemaal gaaf is, kan opgebouwd worden met composiet of voorzien worden van een facing. Bij beide manieren van restaureren bestaat in dit geval een probleem, het tandje is meestal zo klein dat er te weinig glazuur aanwezig is om de restauratie aan vast te plakken. Het is geen onoverkomelijk pro-

bleem, je tandarts zal alleen goed moeten bestuderen hoe het meeste houvast gekregen kan worden.

Het tandje opbouwen met composiet

Om het kleine tandje te vergroten, is heel goed composiet te gebruiken. De behandeling is in één zitting af te ronden en pijnloos, je hoeft niet verdoofd te worden. Composiet zal in de loop van de tijd altijd wat verkleuren en slijten, hoewel deze problemen met de huidige composieten niet meer sterk op de voorgrond staan.

Het tandje voorzien van een porseleinen facing

Een alternatief is een porseleinen facing, weliswaar iets duurder maar niet onderhevig aan verkleuring of slijtage. Porselein is in dit geval een uitstekend alternatief, omdat de kleine snijtand zeer weinig belast wordt, dus het gevaar van losspringen of breuk is nauwelijks aanwezig. In dit specifieke geval hoeft niets van het tandje afgeslepen te worden ter voorbereiding van de facing. Het tandje is al zo klein dat er ruimte genoeg is voor de restauratie. Het glazuur zal bij het plaatsen van de facing alleen wat opgeruwd worden, om de hechting nog meer te vergroten. De facing bedekt de hele voorkant van het tandje en vult de ontbrekende hoeken aan, zodat weer een mooi doorlopend front gevormd wordt. De facing zal niet even lang gemaakt worden als de centrale snijtand; in de inleiding onder 'Vorm van de elementen' werd al beschreven dat de laterale snijtand in een natuurlijk, gaaf gebit altijd iets korter is dan de centrale snijtand.

Lees voor het exacte behandelverloop van het maken van een facing de beschrijvingen in 3.11 en 3.14.

2.8 Al mijn tanden zijn anders van vorm

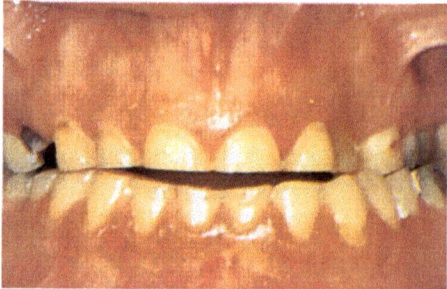

Afbeelding 2.61 Een voorbeeld van zeer ernstige gebitsslijtage.

Vroeger stond slijtage door nagelbijten of knarsen op de eerste plaats, tegenwoordig is slijtage door erosie een zeer veel voorkomende gebitsaandoening. Het staat op nummer drie van gebitsaandoeningen bij jeugd tot 16 jaar. Op nummer één staat cariës, op nummer twee de tandvleesontsteking.

TANDEROSIE

Tanderosie is het oplossen van tandglazuur door inwerking van zuren, een chemische slijtage van je gebit. Eenmaal opgelost tandglazuur komt nooit meer terug. Zuren zitten in veel voedingsmiddelen. Soms verraadt de naam het, bijvoorbeeld bij koolzuur in priklimonade, en bij zuurtjes, maar meestal niet. Sportdrank klinkt bijvoorbeeld heel gezond en light frisdrank lijkt ook geen kwaad te kunnen omdat er geen suiker in zit, maar beide veroorzaken erosie. Ook wijn is een boosdoener, tanderosie is een beroepsziekte bij wijnproevers, doordat zij de wijn lange tijd door de mond laten rollen.

De top tien van tanderosie veroorzakende dranken en vloeistoffen:
1. Azijn. Appelazijn en andere azijnsoorten worden vaak gebruikt in afslankkuren. Dat de kilo's ervan verdwijnen is nooit bewezen, dat het glazuur van je tanden verdwijnt wel.
2. Citroen. Sporters nemen soms een schijfje citroen in de mond om geen droge mond te krijgen, het glazuur is er weg van.
3. Coladranken.
4. Frisdranken met suiker en koolzuur.
5. Light frisdranken met koolzuur.
6. Sinaasappelsap.
7. Appelsap.
8. Drinkyoghurt (met suiker), limonadesiroop, ijsthee.
9. Sportdranken, energiedranken.
10. Mixdrankjes met alcohol.

Vooral de twee laatste vormen een probleem. Sportdrank staat voor velen gelijk aan gezond, het is echter een grote bom suiker. Hetzelfde geldt voor de mixdrankjes die iedere zestienjarige vrij in de supermarkt kan kopen. Ik heb tieners in de praktijk gehad met zestien gaatjes bij een halfjaarlijkse controle, die na even doorvragen elke avond een breezer bleken te drinken voor het slapengaan.

Zijn lightproducten minder slecht voor mijn gebit?

Suikervrije lightproducten, zoals zoetjes voor in de koffie of lightdranken, bevatten suikervervangers. Deze producten veroorzaken

geen gaatjes. Lightdranken bevatten wel evenveel zuur als gewone frisdranken. De kans op slijtage van het gebit ten gevolge van zuur is bij lightfrisdrank even groot als bij gewone frisdrank. Lightproducten zijn minder slecht voor het gebit dan producten die suikers bevatten. Poets nooit je tanden direct na het drinken van een zure drank. Door de schurende werking van de borstel en de tandpasta poets je het door zuur aangetaste tandglazuur gemakkelijk weg. Glazuur groeit niet meer aan, dus weggepoetst is ook definitief weg. De schade van deze dranken kan beperkt worden door:
- niet direct na drinken te poetsen, maar een halfuur te wachten;
- te poetsen met een fluoridehoudende tandpasta;
- een suikervrij kauwgompje te nemen;
- na de frisdrank melk of water te drinken;
- te drinken door een rietje, zodat de vloeistof meteen achter in de mond komt. In ieder geval niet de drank in je mond laten rondspoelen of tussen je tanden door persen.

'Wat kan ik dan nog wél drinken?' zullen veel mensen vertwijfeld uitroepen. Gelukkig blijft er genoeg over:
- water (zonder bubbels);
- koffie en thee zonder suiker of met een zoetje;
- frisdrank zonder suiker en zonder prik;
- melk, karnemelk.

Anorexia, boulimia en erosie
Eetstoornissen die gepaard gaan met veelvuldig overgeven veroorzaken tanderosie. Deze erosie is specifiek te zien aan de achterkant van de voortanden. Alle glazuur kan eraf gesleten zijn. Behandelmogelijkheden hiervoor vallen buiten de reikwijdte van dit boek, omdat door de plaats van deze slijtage je uiterlijk niet beïnvloed wordt. De tanden raken er overigens wel ernstig door verzwakt.

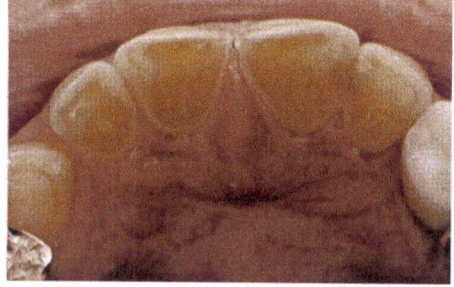

Afbeelding 2.62 *De binnenzijden van deze boventanden zijn gesleten door erosie.*

Behandelmogelijkheden bij tanderosie

Is ook aan de buitenzijden van je tanden glazuur afgesleten, dan heeft dit veel invloed op de esthetiek van je gebit. In dat geval is het plaatsen van facings een goede behandelmogelijkheid. Tenminste, als je tandglazuur alleen dunner is geworden door de erosie. Is alle tandglazuur weggesleten, dan kunnen facings niet meer vastgelijmd worden en zullen er kronen gemaakt moeten worden.
Facings kunnen van porselein of composiet zijn. Composietfacings zijn sneller en makkelijker aan te brengen en daarmee ook goedkoper. Porseleinen facings zijn kleurvast en hebben een mooiere oppervlakteglans.
Lees voor het exacte behandelverloop van het maken van facings de beschrijvingen in 3.12 en 3.15.

AFGESLETEN TANDEN DOOR KNARSEN, NAGELBIJTEN OF DRADEN AFBIJTEN

Bij het herstellen van schade door bijvoorbeeld het afbijten van draden moet er altijd rekening mee worden gehouden dat de oorzaak van de schade aanwezig blijft. De gewoonte om je tanden als extra instrument te gebruiken in je werk is vaak te zeer ingesleten om zomaar af te leren.
Voorbeelden zijn:
– draden afbijten door coupeuses;
– draden strippen door elektriciens;
– permanentwikkels openmaken door kapsters.
Eigenlijk alles dus waarbij iemand even een hand tekort komt. Het nadeel is alleen dat tanden er niet voor zijn gemaakt en ervan slijten.

Alle behandelingen die in dit hoofdstuk genoemd zijn onder 2.7 kunnen in principe toegepast worden. Omdat de oorzaak van de slijtage (haast) niet weggenomen kan worden, moeten er speciale maatregelen worden genomen om de nieuwe restauraties te beschermen.
Voor porseleinen facings zal zelden gekozen worden in het geval van slijtage door verkeerde gewoonten. Een porseleinen facing zal door zware belasting losspringen of zelfs knappen. Is de facing in zijn geheel losgesprongen, dan kan deze teruggeplaatst worden. Is de facing echter geknapt, dan is hij niet of nauwelijks te herstellen. Een kunststof facing kan wel een overweging zijn. Vooral als je besloten hebt de verkeerde gewoonte af te leren. De facing zal dan wat sneller slijten dan normaal, maar niet bij één vergissing knappen, zoals mogelijk is bij een porseleinen facing.

Ben je een knarser en wil je je gebit mooi laten restaureren, dan is het een goede optie een gebitsbeschermer of splint voor de nacht te laten maken. Knarsen of klemmen gebeurt meestal 's nachts. De gebitsbeschermer voorkomt overmatige slijtage van de nieuwe restauraties en zorgt ervoor dat je kauwspieren zich kunnen ontspannen. Bij ons in de praktijk zagen we vaak chauffeurs die zeiden te knarsen tijdens de lange autoritten. Enkelen van hen droegen ook een gebitsbeschermer tijdens de rit.

Het voordeel van een speciaal gemaakte harde gebitsbeschermer, is dat die je ook van klachten veroorzaakt door het knarsen afhelpt, zoals pijn in je gewricht en stijve spieren.

Lees voor het exacte behandelverloop van het maken van een spalk de beschrijving in 3.20.

2.9 Er ontbreekt één voortand

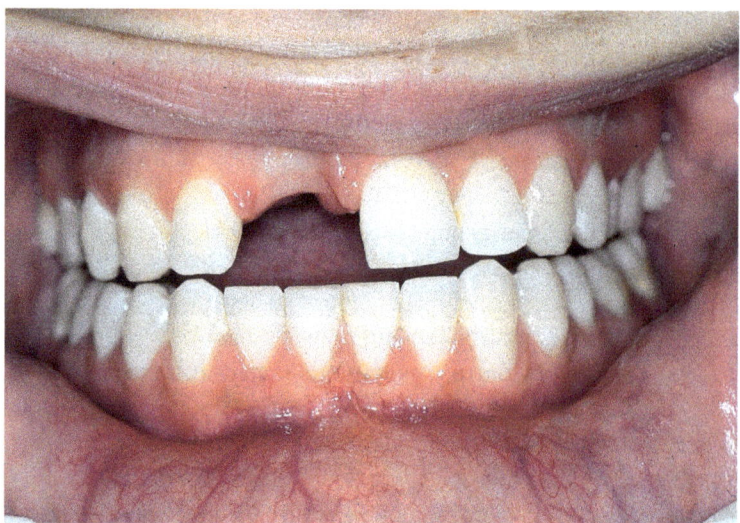

Afbeelding 2.63 Er ontbreekt één voortand.

Het kan zijn dat je een voortand mist door een ongeval, of doordat de tand simpelweg niet aangelegd is. Het niet aangelegd zijn van één voortand komt zelden voor, meestal ontbreekt hetzelfde element aan de andere kant dan ook.

Ontbreekt er een voortand door een ongeval, dan zal de behandeling in eerste instantie gericht zijn op het snel dichten van het gat, uit schoonheidsoverwegingen.

De mogelijkheden tot behandeling hangen natuurlijk ook af van jouw toestand op het moment. Heb je een groot ongeval gehad en

heb je ook nog allerlei andere verwondingen? Kun je de tandheelkundige behandeling op dit moment wel aan?
Zodra je de behandeling aankunt is het goed ook direct te starten. Een gat, ontstaan door het wegvallen van een tand, heeft de neiging snel dicht te lopen door uitgroei en kanteling van de buurelementen. Het wordt hierdoor steeds moeilijker een fraaie oplossing te maken. Het gat zal eerst met een tijdelijke oplossing dichtgemaakt worden, zodat je kaak kan genezen en je rustig de tijd hebt na te denken over de definitieve oplossing. Als tijdelijke oplossingen komen een composietspalk en een plaatje in aanmerking. Beide zijn snel te maken en zorgen ervoor dat je weer kunt lachen.

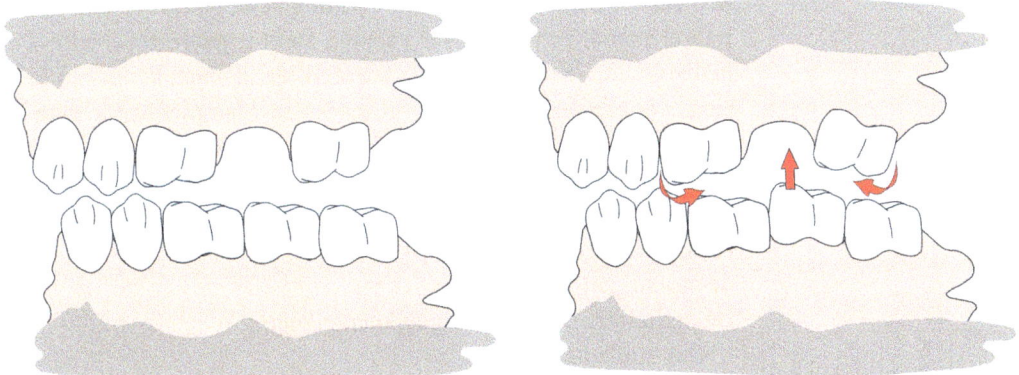

Afbeelding 2.64-2.65 Er ontbreekt een element. De buurelementen zullen daardoor uitgroeien en kantelen.

Een composietspalk is een van kunststof gemaakte verbinding tussen de twee elementen die grenzen aan het ontstane gat. De verbinding of spalk wordt zodanig gemaakt, dat het middendeel de vorm heeft van de vroegere tand. De spalk bestaat uit twee vleugels die achter de aangrenzende tanden worden geplakt en het tandvormige middendeel dat zichtbaar is in je mond. Meestal wordt in de composiet een metaaldraad of glasvezel verwerkt voor de stevigheid.
Lees voor het behandelverloop van het spalken de beschrijving in 3.20.

Als het niet mogelijk is een composietspalk te maken, bijvoorbeeld omdat naast het ontstane gat kronen staan waar de composiet niet aan kan hechten, wordt vaak een plaatje gemaakt. In het dragen is dat niet de prettigste oplossing, maar als noodmaatregel snel te maken. Een plaatje is een losse kunststof tand met een stukje 'ge-

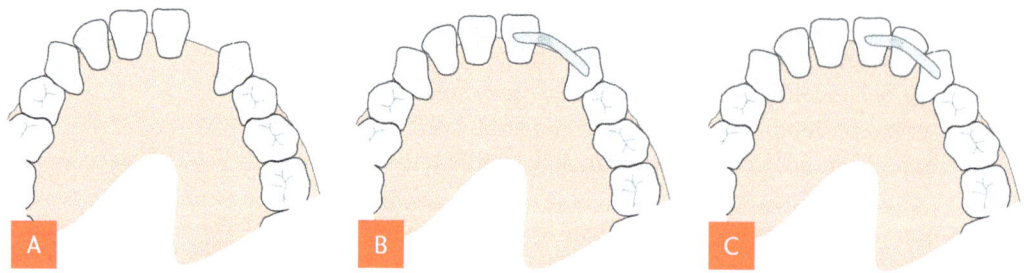

Afbeelding 2.66-2.68 Er ontbreekt een element (A). Er is een glasvezelbandje met composiet achter de buurelementen geplakt (B). Op het glasvezelbandje is met composiet een nieuw element gevormd (C).

hemelte' eraan vast. Het blijft zitten omdat het klem zit tussen de buurelementen en omdat het vacuüm zuigt tegen je gehemelte. In het begin zul je er erg aan moeten wennen, je praat anders en je smaak is minder. Ook moet je rekening houden met het schoonmaken van je gebit, tussen het plaatje en je tanden en kiezen zal eerder vuil achterblijven. Gelukkig geneest je mond snel, na één à twee weken kan begonnen worden met de definitieve oplossing. Lees voor het exacte behandelverloop van het maken van een plaatje de beschrijving in 3.22.
De definitieve behandelmogelijkheden zijn:
- een implantaat;
- een etsbrug;
- een conventionele brug.

Een implantaat is een kunstwortel. Het vervangt dus alleen maar het gedeelte van een element dat in de kaak zit. Het gedeelte dat erboven uitsteekt, de tandkroon, moet apart op het implantaat gemaakt worden. Het implantaat zorgt voor houvast in de kaak voor de nieuw te maken kroon. De tandkroon kan namelijk niet los op het tandvlees gezet worden, er is een fundering nodig. Omdat het implantaat in de kaak geplaatst wordt, onder het tandvlees, is een operatie nodig. De operatie wordt verricht door een gespecialiseerde tandarts, een tandarts-implantoloog, of door een kaakchirurg. Het maken van de suprastructuur, het gedeelte dat boven op het implantaat geplaatst wordt en je tandkroon vervangt, wordt meestal gemaakt door jouw eigen tandarts.
Lees voor het exacte behandelverloop van het plaatsen van een implantaat de beschrijving in 3.19. Het maken van de suprastructuur gaat in wezen op dezelfde manier als het maken van een conventionele kroon (zie 3.14 en 3.16).

2.10 Er ontbreken meer tanden en/of kiezen

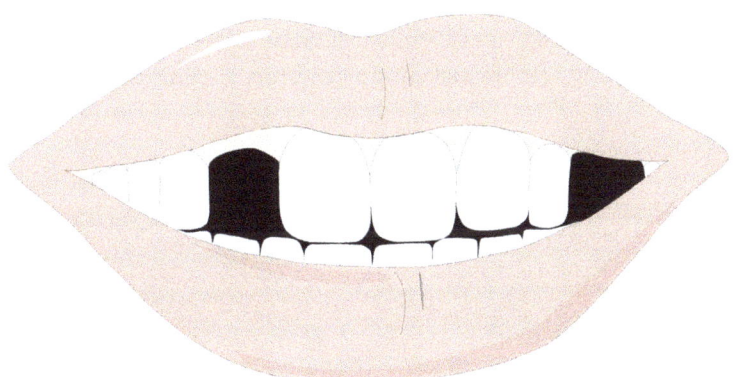

Afbeelding 2.69 Er ontbreken twee voortanden.

Als er meer tanden en kiezen in je gebit ontbreken, spreken we van een gemutileerd gebit. Het kan zijn dat je elementen bent kwijtgeraakt in een periode van slechte verzorging, of als gevolg van een ongeval. Het kan ook zijn dat bij jou een aantal tanden en kiezen niet is aangelegd. We spreken dan van agenesieën. Hoe dan ook, je gebit ziet er niet uit zoals je zou willen.
Ontbrekende elementen kunnen aangevuld worden met behulp van bruggen of implantaten. Er zijn uiteraard ook allerlei uitneembare voorzieningen, maar omdat dit boek gaat over cosmetische tandheelkunde, worden deze meer functionele dan mooie hulpmiddelen buiten beschouwing gelaten.
De implantologie heeft de laatste jaren een enorme vlucht genomen. Werden implantaten in eerste instantie vooral gebruikt om een kunstgebit houvast te geven aan de kaak, de zogeheten klikprothese, tegenwoordig zijn implantaten een onmisbaar onderdeel van de restauratieve tandheelkunde. Het voordeel van een implantaat voor tandvervanging is dat alleen de ontbrekende tand wordt vervangen, buurelementen hoeven niet beslepen te worden aangezien ze niet gebruikt worden voor houvast.
Nadelen zijn er natuurlijk ook. Het plaatsen van een implantaat is een operatie en elke operatie brengt risico's met zich mee. De voornaamste zijn wondinfectie en het losraken van het implantaat. Andere risico's zijn het beschadigen van de wortel van een buurelement of een zenuw in de kaak. Om deze problemen te voorkomen worden voor de behandeling röntgenfoto's genomen om de toestand van het kaakbot en de plaats van de buurelementen te bekijken. Een enkeling houdt blijvend pijn aan een implantaat.

Lees voor het exacte behandelverloop van het plaatsen van een implantaat de beschrijving in 3.19.
Het maken van de suprastructuur gaat in wezen op dezelfde manier als het maken van een conventionele kroon (zie 3.14 en 3.16). Voor de beschrijving van het maken van een brug, zie 3.14 en 3.17.

2.11   Eén kroon is lelijk

Afbeelding 2.70 Een zwarte kroonrand.

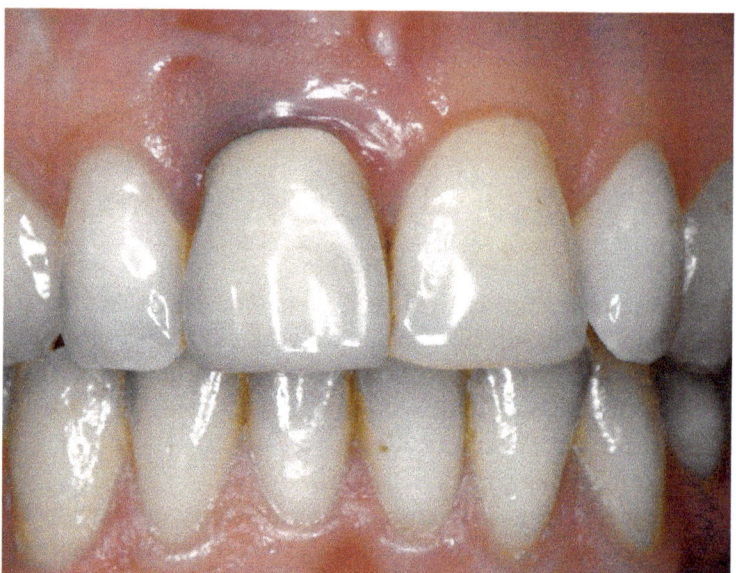

Kijk maar eens om je heen op straat: er zijn veel mensen met lelijke kronen. Hoe komt dat, zijn deze kronen altijd verkeerd gemaakt? Nee, dat hoeft helemaal niet. Veel van de kronen op voortanden zijn op jonge leeftijd gemaakt in een tijd dat de techniek van het opbakken van porselein nog niet zover gevorderd was als tegenwoordig. Het gebit van de eigenaar van de kroon is veranderd in de loop van de tijd, de kroon niet. De eigen tanden zijn donkerder geworden, de kroon blijft wit.
Wat ook vaak gebeurt, is dat een kroonrand zichtbaar wordt. Naarmate je ouder wordt, trekt je tandvlees wat terug. Een kroonrand die bij het maken van de kroon keurig onder het tandvlees verscholen lag, komt dan in het zicht. Betreft het een ouder soort opgebakken porseleinen kroon, dan oogt de rand zwart.

ZWARTE KROONRAND

Een kroon waarvan de rand blootligt, hoeft niet altijd vervangen te worden. Is de kroon verder ook niet mooi van vorm of kleur, dan is vervangen wel een goede optie. Is de kroon verder helemaal naar wens en is alleen de rand niet mooi, dan kan deze gemaskeerd worden. Vroeger was dit niet mogelijk, bestaande kunststoffen hechtten niet aan het porselein van de kroon. Inmiddels is dit probleem opgelost. Het is nog steeds een behandeling waarbij grote nauwkeurigheid vereist is, maar het is zeker niet meer onmogelijk. Voor het maskeren worden speciale kunststoffen gebruikt die ook in een heel dunne laag ondoorzichtig zijn, opakers genoemd. Deze kunststoffen worden vastgelijmd aan je tandhals en kroonrand met een lijm die zowel aan tandbeen, porselein als metaal hecht. Dus ook een gouden kroonrand kan hiermee gemaskeerd worden.
Lees voor het exacte behandelverloop van het maskeren van een lelijke kroonrand de beschrijving in 3.11.

TE BOLLE OF TE WITTE KROON

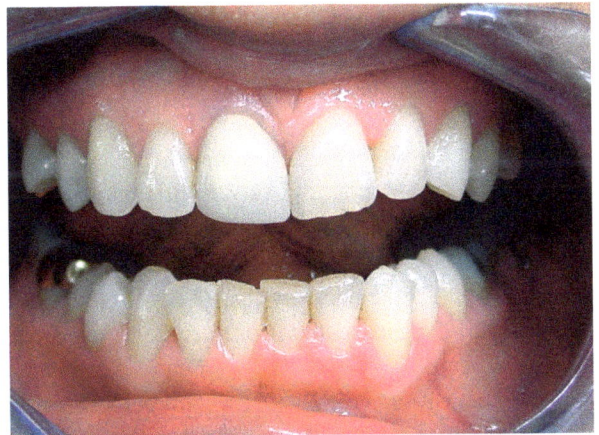

Afbeelding 2.71 Een kroon kan ook te wit zijn.

Ook een te bolle of te witte kroon kan veranderd worden. In beide gevallen kan de toplaag van het porselein afgeslepen worden en opnieuw opgebouwd met composiet. Voor een kroon in het zijdelingse deel van de mond kan dit een heel acceptabel resultaat opleveren. Voor een kroon middenvoor is het eindresultaat vaak niet mooi genoeg. Er doen zich namelijk twee problemen voor. Ten eerste de hechting, composiet is moeilijk aan porselein te hechten, al komen daarvoor tegenwoordig steeds betere hechtmiddelen op de markt. Het tweede probleem is de glans. Een porseleinen restauratie is afgewerkt met een hoogglanslaag. Deze is zo hard als glas. Het is niet mogelijk dezelfde toplaag met composiet te verkrijgen. Hoewel er tegenwoordig vrij harde composieten op de markt zijn, die zich redelijk op hoogglans laten polijsten, zal het eindresultaat niet hetzelfde zijn als dat van porselein.

2.12 Ik heb een probleem met de stand van al mijn tanden

Afbeelding 2.72

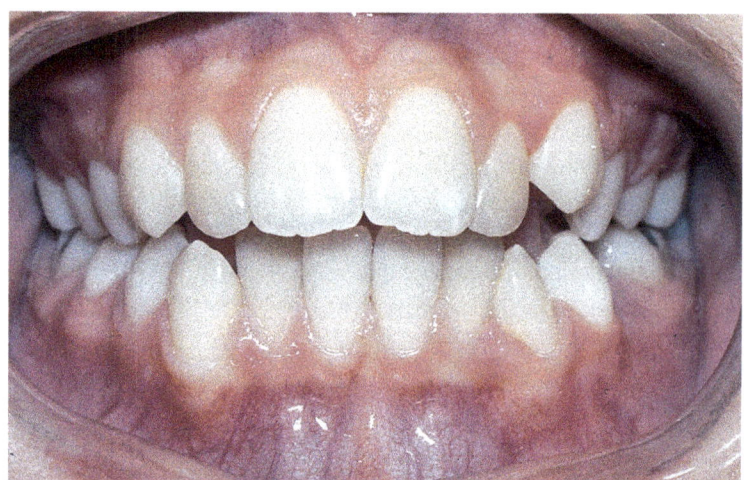

'Ik ben geboren in de tijd dat het nog niet zo vanzelfsprekend was als nu om een beugel te nemen', of: 'In mijn puberteit wilde ik nog geen beugel.' In de tandartspraktijk zijn regelmatig dit soort opmerkingen van dertigers, veertigers en vijftigers te horen. Mensen op deze leeftijd zijn vaak heel gemotiveerd voor orthodontie. Mijn oudste patiënt met een beugel was achtenzestig. Een vrolijke, jeugdige dame die zei: 'Ik heb vijftig jaar met dit rotgebit gelopen, het wordt hoog tijd voor iets anders!' Wat ik hiermee zeggen wil, is dat je nooit te oud bent voor een beugel. En ben je bang voor reacties uit je omgeving? Ook dat is niet nodig, anderen reageren juist vaak enthousiast en positief: 'Ik wist niet dat het kon!'
Het kan dus, ook voor een dominee die met een vaste beugel met blauwe elastiekjes op de kansel staat, zoals in onze praktijk. Gelukkig is in deze tijd niets meer te gek op dit gebied.
Op volwassen leeftijd zal meestal gekozen worden voor een vaste beugel in de boven- én onderkaak. Omdat alle tanden elkaar in evenwicht houden en 'met elkaar te maken hebben', is het vaak niet mogelijk maar één kaak te behandelen. Gemiddeld duurt een orthodontische behandeling voor volwassenen een jaar of twee. Na die

twee jaar zal vrijwel altijd permanente retentie worden aangebracht, om te voorkomen dat de tanden en kiezen weer teruglopen naar de oude stand. Rechtzetten is meestal niet het probleem, recht houden is de kunst. Retentie, het op zijn plaats houden van de tanden en kiezen, kan bestaan uit een nachtbeugel, een plastic retainer of een achter de tanden geplakte draad.
Lees voor het exacte behandelverloop van het plaatsen en dragen van een beugel de beschrijving in 3.20.

2.13 Ik heb veel verschillende restauraties, die niet bij elkaar passen

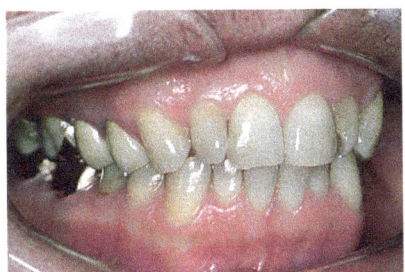

Afbeelding 2.73 Oudere restauraties.

Veel verschillende restauraties, die niet bij elkaar passen is een veelvoorkomend probleem. Je hebt altijd goed voor je gebit gezorgd, in de loop der jaren een aantal tandartsen bezocht en uiteindelijk zie je jezelf in de spiegel met een verzorgd, maar toch niet optimaal mooi gebit. Hier en daar een kroon, allemaal verschillend van kleur. Een enkele verkleurde vulling. Het is niet zo dat 'alles opnieuw' gemaakt moet worden. Vaak kan het aanbrengen van een aantal strategische restauraties het hele beeld in positieve zin veranderen. Het is niet doenlijk alle mogelijkheden te noemen, omdat die per individu verschillen.
Om je een idee te geven van wat mogelijk is, volgt een drietal vaak voorkomende voorbeelden.
- Een opvallende kroon naast een gave tand. Als de kroon kwalitatief goed is, maar de vormgeving of kleur is niet mooi, is het jammer deze te vernieuwen. Bovendien is het een nieuwe 'aanslag' op het onderliggende element. Een goede mogelijkheid om de overgang van de kroon naar de rest van je gebit onzichtbaar te maken is een facing op het naastliggende element te plaatsen.
- Een uitgezakte kroon kan net als een eigen element beslepen worden.
- Kronen waarvan de randaansluiting niet deugt, moeten altijd

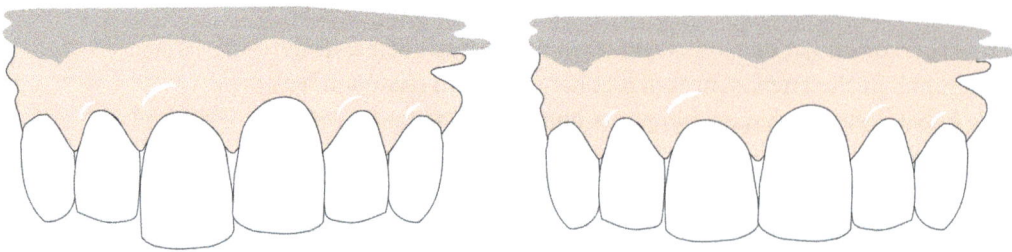

Afbeelding 2.74-2.75 Een uitgezakte kroon kan net als een eigen element beslepen worden. Een bestaande asymmetrie bij de tandvleesrand blijft echter bestaan.

vervangen worden. De randaansluiting is de grens tussen kroon en eigen tand, deze aansluiting moet perfect zijn, wil je geen tandbederf onder je kroon krijgen.

Voldoet het oude kroon- en brugwerk echt niet meer aan de normen van deze tijd, dan is het goed alles volgens een uitgebreid behandelplan te vernieuwen. Alle nieuwe restauraties zullen dan in ieder geval bij elkaar passen en van je gebit een bij je gezicht passende eenheid maken. Bij zo'n behandelplan horen ook alternatieven voor als er onverwacht problemen aan het licht komen. Het is namelijk nooit zeker wat je aantreft onder oude restauraties. Je tandarts hoort je voorlichting te geven op dat gebied.

Een zo uitgebreide behandeling verloopt grofweg als volgt. Allereerst worden röntgenfoto's gemaakt van je gehele gebit. Op de foto's ziet je tandarts onder andere of je tandwortels ontstoken zijn en of er cariës onder de bestaande restauraties zit. Daarna wordt gekeken of je tandvlees in goede conditie is. Je tandvlees en kaakbot vormen het fundament voor je nieuwe restauraties. Langs oude, oneffen kroonranden kan je tandvlees ontstoken zijn door irritatie, dit probleem verdwijnt zodra een nieuwe, perfect aansluitende kroon geplaatst is. Met behulp van de foto's, de gegevens omtrent de gezondheid van je kaakbot en tandvlees en de gegevens van de huidige situatie in je mond, maakt je tandarts het behandelplan en de begroting. Eventueel worden set-ups of beeldmanipulaties gemaakt om je een idee te geven van de te bereiken situatie. Het plan en de begroting worden met je besproken, erg belangrijk daarbij is dat je tandarts jouw verwachtingen checkt en samen met je nagaat of deze reëel zijn. Teleurstelling achteraf is in dit stadium te voorkomen.

2.14 Ik ben lang niet bij de tandarts geweest

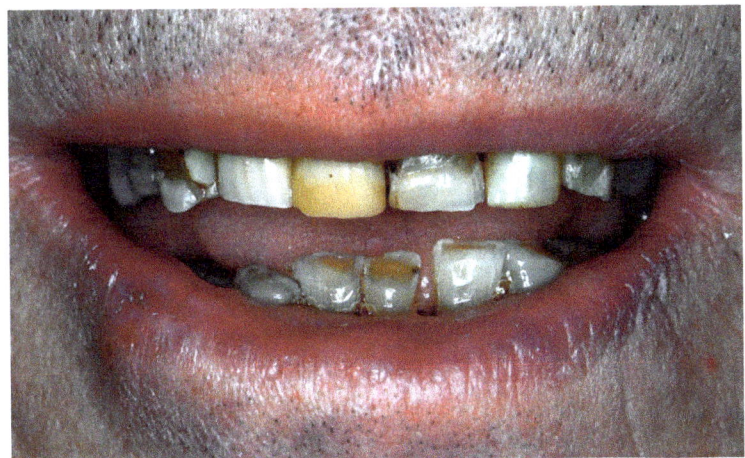

Afbeelding 2.76 Een zogenaamd gemutileerd gebit, een gebit met veel verschillende tandheelkundige en cosmetische problemen.

Je hebt je gebit tijdenlang niet laten controleren of behandelen door een tandarts. Angst speelt hierbij vaak een rol. En naarmate je langer niet bij een tandarts geweest bent, wordt de angst onevenredig veel groter. Je omgeving heeft al opmerkingen gemaakt over je gebit. In je werkomgeving ben je eigenlijk niet representatief genoeg meer. Allemaal redenen om de stap te wagen. Mijn ervaring in de praktijk is, dat 'wegblijvers' na een eerste behandeling zeggen: 'Het viel me alleszins mee' of: 'Heb ik me daar nou zo druk om gemaakt?' Mensen die lang niet bij een tandarts geweest zijn, hebben vaak nog het ouderwetse beeld van de schooltandarts in hun hoofd.

Wat kun je verwachten als je toch de stoute schoenen hebt aangetrokken?
Allereerst kun je een gesprek aanvragen bij je tandarts, waarbij je van tevoren afspreekt dat tijdens deze zitting geen behandeling of mondinspectie plaatsvindt. Heb je daarna een afspraak voor verder onderzoek gemaakt, dan zal tijdens het vervolgconsult het volgende gedaan worden:
- een onderzoek van je gebit, je tanden en tandvlees worden nauwkeurig bekeken;
- er wordt genoteerd waar ontstekingen en cariës aanwezig zijn;
- er worden foto's gemaakt, om ook de wortels van je tanden en kiezen te kunnen bekijken en om te zien of er gaatjes tussen de tanden aanwezig zijn;

- er wordt een inventarisatie gemaakt van je huidige klachten en wensen.

Daarna wordt je gebit grondig schoongemaakt. Er wordt een behandelplan opgesteld en met je besproken.

In 3.1, 3.2 en 3.3 staat een beschrijving van het specifieke cosmetische behandelplan en hoe je van tevoren kunt zien hoe je gebit na behandeling gaat worden.

2.15 De stand van mijn kaken heeft een ongunstige invloed op mijn profiel

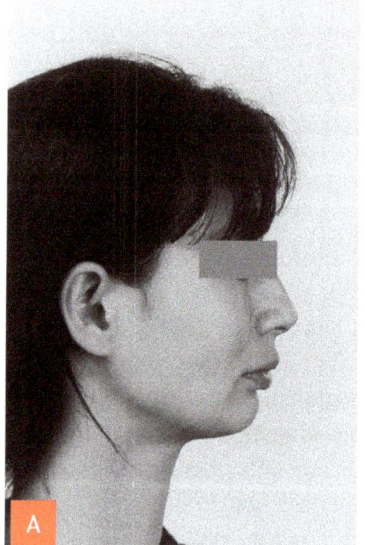 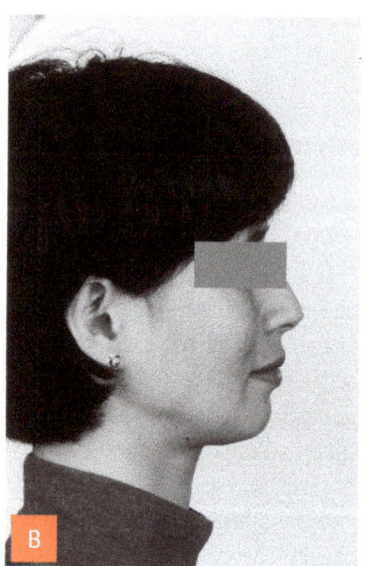

Afbeelding 2.77 A Een verkeerde kaakstand kan een minder fraai profiel opleveren. B De situatie na een kaakoperatie.

Met de huidige orthodontische mogelijkheden is afwijkende kaakgroei bijna iets dat tot het verleden behoort. Een sterk naar voren stekende bovenkaak, een terugwijkende kin of een naar voren stekende onderkaak, veelal worden deze afwijkingen in groei tegenwoordig voor en tijdens de puberteit al behandeld door middel van een beugel. Waarschijnlijk ben jij al vele jaren uitgegroeid. Een orthodontische behandeling die de groei van je kaken begeleidt, is voor jou niet meer mogelijk. Stoor jij je op dit moment aan je gezichtsprofiel en wil je er iets aan laten doen, dan is de oplossing voor jou in veel gevallen een gecombineerde kaakchirurgische/orthodontische behandeling. De kaakchirurg zal je kaak operatief zodanig veranderen dat je gezichtsprofiel harmonieus wordt, de orthodontist zorgt daarbij dat je tanden en kiezen in de nieuwe kaakstand weer allemaal op elkaar passen.

Het begint allemaal met een bezoek aan je eigen tandarts. Deze zal je doorverwijzen naar het gecombineerde spreekuur van de kaakchirurg en orthodontist. Een dergelijk spreekuur wordt gehouden op de polikliniek kaakchirurgie van een ziekenhuis, of in de praktijk van de orthodontist. Tijdens een gecombineerd spreekuur word je dus door twee specialisten tegelijk gezien en kun je je wensen kenbaar maken. De orthodontist en kaakchirurg bekijken samen met jou wat voor jou de mogelijkheden zijn. Er worden grote overzichtsröntgenfoto's gemaakt van je gebit, je kaken en je schedel en 'gewone' foto's van je gezicht en je gezichtsprofiel. Je krijgt uitleg over het te volgen traject, de kosten en de duur van de behandeling. Uiteraard is het na dit consult nog steeds mogelijk je wensen te veranderen. Lijkt je na alle informatie die je gekregen hebt een kaakoperatie een te grote ingreep in verhouding tot het probleem dat je ervaart? Schroom dan niet terug te gaan naar je tandarts om te overleggen wat voor alternatieven er voor jou zijn om tot een voor jou acceptabel resultaat te komen zónder operatie.
Lees voor het exacte behandelverloop van de gecombineerde behandeling de beschrijving in 3.23.

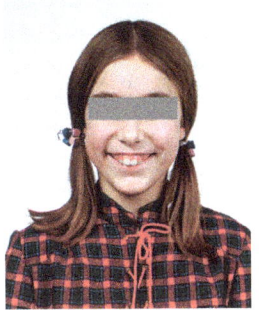

Afbeelding 2.78 Er is veel tandvlees zichtbaar, de 'gummy smile'.

IK ZIE TE VEEL VAN MIJN TANDVLEES ALS IK LACH

Is er sprake van een zogenaamde gummy smile, dan eindigt de liplijn niet aan de bovenkanten van je tanden, maar laat ook nog een stuk van het tandvlees vrij. Meestal is dit geen mooi gezicht. Is de zichtbare hoeveelheid tandvlees niet al te groot en lijken de tanden aan de korte kant, dan kan een mooi eindresultaat verkregen worden door wegsnijden van tandvlees aan de bovenkant van de tanden, dit wordt een gingivectomie genoemd. Is het probleem groter, met tandvlees zichtbaar van de linker kiezen tot aan de rechter kiezen, dan is een gecombineerde behandeling van de tandarts, de orthodontist en de kaakchirurg een optie (zie 3.23). Dit is een langdurig traject van twee tot tweeëneenhalf jaar, dus niet iets om snel over te beslissen.
Lees voor het exacte behandelverloop van de gecombineerde behandeling de beschrijving in 3.23.

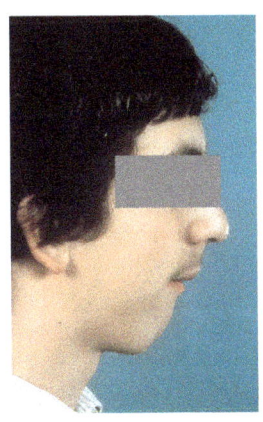

Afbeelding 2.79 Terugliggende kin.

IK HEB GEEN KIN

Als je een terugwijkende kin hebt, is het mogelijk dat je onderkaak ten opzichte van je schedel te ver naar achteren ligt. De onderkaak kan operatief verlengd worden.

Lees voor het exacte behandelverloop van de gecombineerde behandeling de beschrijving in 3.23.

IK HEB EEN GEPRONONCEERDE ONDERKAAK

Een onderkaak die ver naar voren steekt is meestal erfelijk bepaald. Je zult familieleden hebben, die er hetzelfde uitzien. Ook om deze kaakstand te veranderen, zul je naar het gecombineerde spreekuur doorverwezen worden. Schrik niet als de orthodontist en kaakchirurg na het onderzoek tot de conclusie komen dat niet je onderkaak, maar je bovenkaak geopereerd moet worden om een mooi resultaat te krijgen. Dit is een mogelijkheid. Vraag vooral goed door welk eindresultaat zij verwachten te bereiken en waarom ze een bepaalde behandeling in gedachten hebben. Ook hier geldt: lijkt je na alle informatie die je gekregen hebt een kaakoperatie een te grote ingreep in verhouding tot het probleem dat je ervaart? Schroom dan niet terug te gaan naar je tandarts om te overleggen wat voor alternatieven er voor jou zijn om tot een voor jou acceptabel resultaat te komen zonder operatie.

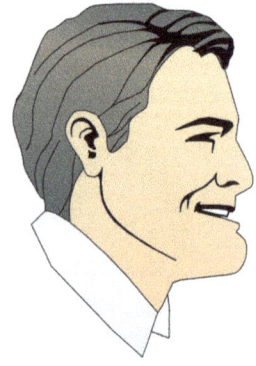

Afbeelding 2.80 Een vooruitstekende onderkaak.

Lees voor het exacte behandelverloop van de gecombineerde behandeling de beschrijving in 3.23.

MIJN BOVENTANDEN ZIJN ZICHTBAAR BIJ GESLOTEN MOND

Het kan zijn dat je kaken altijd in deze positie hebben gestaan. Wellicht heb je vroeger een beugel gedragen en heeft deze behandeling niet het gewenste resultaat gehad. Het kan ook zijn dat je tanden in de loop der tijd zo zijn gaan staan. Lees in dit laatste geval de beschrijving in 2.2, onder 'Spleten tussen alle tanden door een verkeerde beet'. Hoe dan ook zal een uitgebreide behandeling bij verschillende specialisten noodzakelijk zijn om de kaak- en tandstand optimaal te krijgen.

Lees voor het exacte behandelverloop van de gecombineerde behandeling de beschrijving in 3.23.

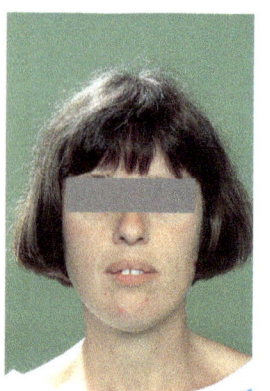

Afbeelding 2.81 De tanden blijven zichtbaar bij gesloten mond.

IK HEB EEN INGEVALLEN GEZICHT

Een ingevallen gezicht kan verschillende oorzaken hebben. De oorzaak bepaalt mede welke behandelingen mogelijk zijn om je probleem op te lossen.
Mogelijke oorzaken:
– Je draagt een kunstgebit dat je wangen niet goed ondersteunt.

– Je mist hoektanden en/of kiezen.

EEN SLECHT ONDERSTEUNEND KUNSTGEBIT

Een kunstgebit is niet alleen een vervanging van de eigen tanden en kiezen. Als je eigen tanden en kiezen kwijtraakt, verdwijnt daarmee ook veel kaakbot. Je kunstgebit dient tevens dit weggevallen ondersteunende kaakbot te vervangen. Soms vervult het kunstgebit deze taak niet goed, bijvoorbeeld als:
- het kunstgebit niet goed gemaakt is;
- je erg veel afgevallen bent na het maken van het kunstgebit;
- het kunstgebit al erg oud en gesleten is.

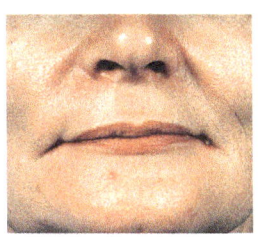

Afbeelding 2.82 Een ingevallen gezicht.

Hoe ziet een goed ondersteunend kunstgebit eruit?
- Er zijn geen ingevallen neus-lipplooien te zien.
- Er is geen diepe dwarse plooi onder de onderlip.
- Er zijn geen naar beneden wijzende plooien aan de zijkanten van de lippen, of ontstoken mondhoeken (ooit 'druipgootjes' genoemd door een patiënt).

Een gebit dat de wangen en lippen niet goed steunt, is meestal een veel te lang gedragen kunstgebit. Jij als eigenaar zult vinden 'dat het zo lekker zit'. En dat is meteen het probleem. De omgeving denkt al lang dat iemand nodig een nieuw gebit zou moeten nemen, maar de eigenaar zelf wil er niet van weten. Angst voor het nieuwe vormt daarbij een drijfveer. De drager zal naar een nieuwe onbekende tandartspraktijk moeten en is bang dat een nieuw gebit minder goed zal zitten dan het oude. Deels een terechte angst, een nieuw gemaakt gebit zal de eerste twee weken, of nog iets langer, beslist aanvoelen als 'nieuwe schoenen', maar na deze gewenningsperiode zal het veel beter zitten dan het oude gebit, omdat de pasvorm weer klopt. Het oude kunstgebit is misschien wel twintig jaar oud, de behandelmethoden zijn sinds die tijd sterk veranderd.
Lees voor het behandelverloop van het maken van een nieuw kunstgebit (volledige prothese) de beschrijving in 3.24.

ONTBREKENDE HOEKTANDEN OF KIEZEN

Je hoektanden vormen, mede door hun lange en stevige wortels, een belangrijke steun voor je lip. Ontbreken je hoektanden of kiezen erachter, dan zul je dit terugzien in de vorm van de lippen. Je gezicht zal eerder een 'ingevallen' uiterlijk hebben. Er zijn op het cosmetische vlak twee mogelijkheden de ontbrekende elementen aan te vullen: door middel van een brug, of door middel van implantaten voorzien van kronen of een brug. Ook een combinatie is mogelijk.

Zoals eerder beschreven zijn voor een brug altijd twee of meer pijlerelementen voor houvast nodig. Ontbreken achter jouw hoektanden alle kiezen, dan zijn er niet genoeg pijlers om een brug te maken. Het is mogelijk achter in de kaak implantaten te plaatsen, die als houvast voor de brug kunnen dienen. Een brug kan steunen op twee implantaatpijlers, maar ook op een eigen element en een of meer implantaten. Een dergelijke brug op een implantaatpijler en een natuurlijk element als pijler wordt afgeraden. Het natuurlijke element heeft meer beweeglijkheid dan het implantaat, waardoor de constructie los kan komen. Toch wordt deze mogelijkheid soms met succes toegepast. Jij als patiënt dient wel van tevoren ingelicht te worden over de risico's.

H3
BESCHRIJVINGEN VAN BEHANDELINGEN

Beschrijvingen van behandelingen

3

In dit hoofdstuk worden de meest voorkomende cosmetische behandelingen van het gebit beschreven. Natuurlijk heeft iedere tandarts zijn eigen specifieke werkwijze en is elk gebit weer anders. In grote lijnen echter kun je ervan uitgaan dat de behandeling op de beschreven wijze verloopt. Voor een uitgebreide behandeling wordt altijd eerst een behandelplan opgesteld en een kostenbegroting gemaakt. Wat je hiervan kunt verwachten staat hier dan ook als eerste beschreven.

3.1 Specifiek cosmetisch behandelplan

Stel, je hebt je gebit altijd goed laten onderhouden, maar je vindt het nu tijd worden voor een echt stralende glimlach, zoals je vaak op tv en in de bladen ziet.

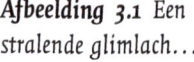

Afbeelding 3.1 Een stralende glimlach...

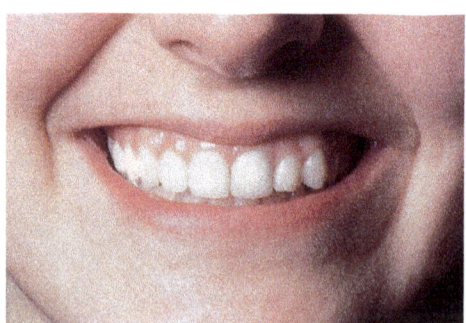

Wat gaat eraan vooraf?
– Het invullen van vragenlijsten. Een medische vragenlijst wordt anamnese genoemd. Je krijgt een lijst met algemeen medische vragen over je gezondheid en een lijst met tandheelkundige vragen over jouw wensen, klachten en ervaringen.

- Er worden röntgenfoto's gemaakt, van al je tanden en kiezen. Meestal een aantal kleine, en indien nodig ook grote overzichtsfoto's waarop al je tanden en kiezen en/of je profiel te zien zijn.
- Er worden portretfoto's gemaakt om vast te leggen hoe je gebit en je gezicht er nu uitzien.
- Je gezicht wordt bekeken. Hoe zijn de verhoudingen? Is je gezicht symmetrisch? Hoe staat je gebit in je gezicht? Hoeveel zie je van je tanden als je lacht? Zie je tandvlees als je lacht?
- Je gebit wordt gecontroleerd op cariës en ontstekingen. Ontstekingen en cariës worden het eerst aangepakt. Hoe minder ziekmakende bacteriën in je mond, des te beter.
- Er wordt gekeken hoe schoon je gebit is. Om te zorgen dat nieuwe restauraties lang meegaan, heb je misschien nog wat extra instructie nodig voor het onderhoud.

Aan de hand van al deze gegevens wordt het behandelplan opgesteld, met een daarbijbehorende begroting. In het behandelplan dient te staan welke elementen op welke wijze worden behandeld. Een begroting is géén behandelplan. Een behandelplan moet voor jou leesbaar en begrijpelijk zijn, er mogen, na overleg, geen onduidelijkheden voor jou meer in voorkomen. Deze fase is misschien wel de belangrijkste van het gehele traject, het is zaak dat je tandarts precies begrijpt wat jij wilt en dat je een duidelijk beeld hebt van het te verwachten eindresultaat. Zijn er dingen niet mogelijk, dan moet dit van tevoren goed aangegeven worden om teleurstellingen achteraf te voorkomen. Vraag alles wat je wilt weten, de 'waarom kan het niet zo?' vragen en eigen ideeën zijn altijd goed, ze dwingen je tandarts tot nadenken en tot helder uitleggen.

Is het behandelplan besproken, zijn de foto's bekeken en de kosten duidelijk, dan kan begonnen worden met de make-over.

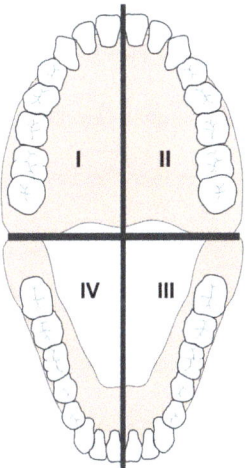

Afbeelding 3.2 De vier kwadranten van het gebit.

VOLGORDE VAN RESTAUREREN

Het restauratieve werk zal vaak per kwadrant worden aangepakt. Een kwadrant is een kwart gedeelte van je gebit. Je hebt vier kwadranten: linksonder, linksboven, rechtsonder en rechtsboven. Op deze wijze restaureren heeft als voordeel dat je aan de andere kant nog goed kunt kauwen en daardoor makkelijker overweg kunt met noodrestauraties. Een bovenfront, vier of zes boventanden, zal indien nodig vaak in één keer behandeld worden om de mooiste esthetiek te krijgen. Oude, verkleurde of lekkende vullingen in tanden en kiezen worden verwijderd en vervangen door nieuwe, of door een noodrestauratie als een kroon of inlay op het betreffende element is voorzien. Oude kronen worden afgetikt met een speciaal apparaatje. Dit lijkt griezelig, maar gaat vaak snel en eenvoudig. Kan de kroon niet afgetikt worden, dan wordt deze doormidden geslepen om hem te kunnen verwijderen. Op elementen waarop een kroon heeft gezeten, kan later geen facing worden geplaatst. Het element is voor de kroon ooit rondom afgeslepen en al deze zijden moeten weer door een nieuwe kroon bedekt worden.

Een standaardvolgorde voor restaureren is: eerst de pijnklachten aanpakken. Dan alle ontstekingen en/of gaatjes. Vervolgens de oude restauraties vervangen die niet meer voldoen en ten slotte de nieuwe restauraties maken.

3.2 Ik wil van tevoren zien hoe het gaat worden

Van tevoren zien hoe het gaat worden kan op verschillende manieren. Alle manieren leveren echter slechts een indicatie, die is nooit honderd procent gelijk aan het behandelresultaat van jouw gebit. Veel gebruikte manieren zijn de set-up, beeldmanipulatie en voorlichtingsmateriaal in de vorm van modellen, foto's en boeken.

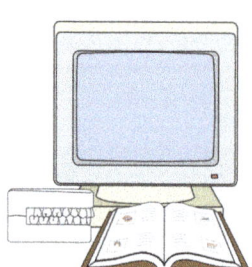

Afbeelding 3.3 Set-up, beeldmanipulatie en boeken.

SET-UP

Een set-up is een set gipsmodellen van jouw gebit, waarop de behandeling al is uitgevoerd. Om een set-up te kunnen maken, zal je tandarts eerst afdrukken nemen van je bovenkaak en onderkaak, om je huidige situatie vast te leggen. In het techniekbureau worden van deze afdrukken gipsmodellen gemaakt. Vaak worden de modellen ook nog gedupliceerd, zodat uiteindelijk modellen met je huidige situatie blijven bestaan en modellen waarop je tandarts alvast 'de behandeling doet'. Je krijgt dus op de gipsmodellen te zien hoe je gebit er na behandeling uit gaat zien. Het is evenwel moeilijk te bepalen hoe het in je gezicht zal staan, zeker voor een leek. Omdat er geen wangen en lippen om het gipsmodel heen zitten, lijken de gipstanden altijd erg groot.

BEELDMANIPULATIE

Beeldmanipulatie geeft een veel beter idee, maar lang niet iedere tandarts zal mogelijkheden hiertoe in de praktijk hebben. Voor beeldmanipulatie wordt een digitale foto van je gezicht genomen, met brede glimlach, zodat je tanden goed te zien zijn. Dit beeld wordt op de computer zodanig bewerkt dat het lijkt alsof je gebit al behandeld is. Je kunt je eigen gezicht zien zoals het eruit komt te zien na behandeling. Zowel voor beeldmanipulatie als voor de set-up geldt: het blijft een indicatie.

VOORBEELDEN UIT BOEKEN EN MODELLEN

Je tandarts heeft boeken in de praktijk met veel foto's, wellicht zit er 'een geval' tussen dat lijkt op jouw gebit. Bovendien zijn er vaak modellen in de praktijk met allerlei voorbeelden van restauraties, bijvoorbeeld kronen en facings. Vraag er gerust naar.

3.3 Ik wil alleen maar zes mooie voortanden

Vaak wordt de vraag gesteld: 'Ik wil alleen maar zes mooie voortanden, kunnen we de rest niet zo laten zoals het is?' 'De rest' bestaat meestal uit niet-gave tanden en kiezen.

Het antwoord op de vraag zal normaal gesproken 'nee' zijn. Een tandarts heeft een eed afgelegd om jouw gebit naar beste weten en kunnen te behandelen en ervoor zorg te dragen dat jij je gebit zo lang mogelijk gezond houdt. Je tandarts is er dus op gericht de levensduur van je gebit te verlengen. Zes mooie restauraties in een verwaarloosd gebit zetten is als een nieuwe voorgevel plaatsen voor een onbewoonbaar verklaard pand. Met het achteruitgaan van de kiezen achter in je mond, zal ook 'de nieuwe voorgevel' instorten. Geen optie dus die een lang leven is beschoren.

Bovendien is zomaar zes facings of kronen plaatsen, zonder vooronderzoek, gedoemd te mislukken.

Aandachtspunten

De navolgende behandelingen worden beschreven aan de hand van de volgende aandachtspunten:
– Wat zijn de voorbereidingen voor de behandeling?
– Is de behandeling pijnlijk?
– Hoe vaak moet ik naar de praktijk komen?
– Welke ongemakken kan ik tijdens de behandeling verwachten?
– De behandeling zelf.
– Welke nabezwaren kan ik verwachten?
– Wat zijn de alternatieven en de voor- en nadelen?

3.4 Uitwendig bleken

Zelfs in een drukke winkelstraat kun je je tanden laten bleken, in een uurtje, het stelt niets meer voor, zo lijkt het. Toch zijn er zaken om rekening mee te houden wat betreft bleken, je wilt wel wittere tanden, maar je wilt niet dat je tanden zwakker worden door het

Afbeelding 3.4 Bleekmal.

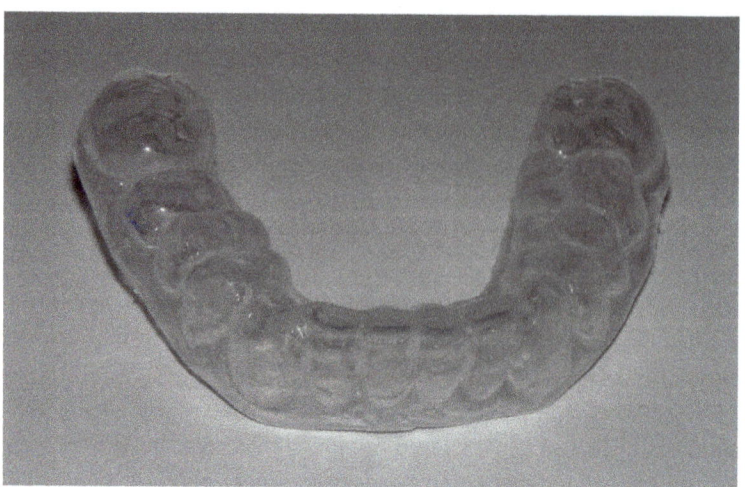

bleken, of dat je opeens een zebrapad in je mond hebt, omdat bepaalde verkleuringen niet mee bleken. In sommige van die bleekwinkels is een tandarts aanwezig, in vele niet.

De eerste optie blijft je eigen tandarts te raadplegen. Hij of zij kent je gebit, kent de historie van je gebit en de zwakke plekken. Je tandarts kan je ook van tevoren inlichten over het specifiek bij jou te verwachten resultaat.

BLEKEN VAN LEVENDE TANDEN EN KIEZEN (UITWENDIG BLEKEN)

Waar moet je rekening mee houden?
- Het soort verkleuring bepaalt welke behandeling je nodig hebt.
- Kronen en vullingen bleken niet mee. Dat betekent dat na afloop van het bleken, vullingen die nu te veel uit de toon vallen vervangen zullen moeten worden. Een vulling vernieuwen kan pas twee weken na het bleken, anders hecht de vulling niet goed aan de tand.
- Als voor een kroon ooit in eerste instantie een te lichte kleur is gekozen, kan bleken juist een optie zijn om de andere tanden aan te passen aan de kroon. Is een aanwezige kroon al aan de donkere kant, dan zal dit na bleken nog meer opvallen.
- Blauwgrijze verkleuringen, veroorzaakt door oude amalgaamvullingen verdwijnen niet door bleken. (Deze verkleuringen moeten weggeslepen en opgevuld worden met wit vulmateriaal.)

- De grijze kleur van een dode tand verdwijnt ook niet of nauwelijks door uitwendig bleken. (Deze verkleuring kan inwendig gebleekt worden.)
- Als er veel onregelmatigheden voorkomen in je glazuur, kan het resultaat na bleken nogal vlekkerig zijn. Meestal verdwijnt dit echter na een paar dagen.
- Bleken is tijdelijk, na verloop van tijd keren de verkleuringen terug en zal opnieuw gebleekt moeten worden. Meestal is dan een enkele behandeling voldoende. Bleekmiddel dat je van je tandarts hebt gekregen, kun je ongeveer twee jaar in de koelkast bewaren. De houdbaarheidsdatum staat op de tube.
- Iedereen heeft een eigen, zeer persoonlijke tandkleur. Er is een grens aan het bleken van je tanden, niet bij iedereen zullen ze even wit worden. Ga je 'over de grens' met te lang blijven bleken, dan beschadigt je glazuur en verdwijnt de natuurlijke glanslaag. Je tanden zullen er dan voortaan als bordkrijtjes uitzien.
- Ongeveer een week na het bleken zie je pas het eindresultaat.

Als ik mijn tanden heb laten bleken, blijven ze dan altijd witter?

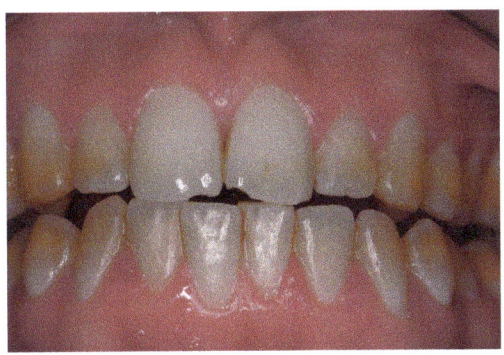 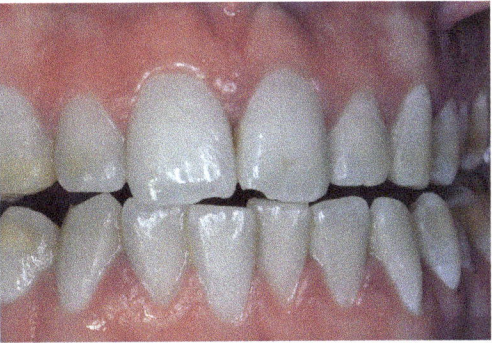

Afbeelding 3.5 Het gebit vóór het bleken, en rechts hetzelfde gebit na het bleken.

Met bleken ga je als het ware een paar jaar terug in de tijd. Eten en drinken blijven hun invloed houden, dus na een aantal jaren worden de tanden weer donkerder. Bewaar je de bleeklepels die de tandarts voor jouw gebit gemaakt heeft, dan kun je vrij gemakkelijk en zonder veel kosten de kleur weer wat ophalen.

Worden bij de een de tanden sneller donker dan bij de ander?

De oppervlaktestructuur van je gebit bepaalt hoe snel verkleuring zich vastzet. Bij mensen van wie de tanden snel verkleuren (ondanks dat ze niet roken) helpt polijsten vaak goed. Ook kan het uittesten van verschillende tandpasta's geen kwaad, waarbij je op moet passen voor speciale 'rokerstandpasta' die vaak veel schuurmiddel bevat. Hoe ruwer je het tandoppervlak schuurt, des te vaker je het moet schoonmaken.

THUISBLEEKMETHODE MET DOOR DE TANDARTS VERVAARDIGDE LEPELS

Wat zijn de voorbereidingen voor de behandeling?
Voordat je je tanden kunt bleken, zal je tandarts bleeklepels op maat maken. In de winkel zijn bleeksetjes te koop, waar je zelf bleekmallen mee kunt maken, maar die zullen niet precies passen en bleekmiddel lekken tijdens het dragen. Voor het maken van mallen maakt je tandarts twee afdrukken van je gebit. Een van de bovenkant en een van de onderkant. De afdrukken worden naar het tandtechnisch laboratorium gestuurd, waar de mallen vacuüm getrokken worden over jouw gebitsmodellen. Dit geeft exact passende bleeklepels.

Is de behandeling pijnlijk?
Helemaal niet.

Hoe vaak moet ik naar de praktijk komen?
Een keer voor het happen, het maken van de afdrukken. Een tweede keer voor uitleg en meegeven van het bleekmateriaal en de bleeklepels. Een laatste keer voor nacontrole en eventueel aanbrengen van een fluoridegel.

Welke ongemakken kan ik tijdens de behandeling verwachten?
Misschien vind je het dragen van de lepels ongemakkelijk, de een heeft sneller een braakneiging dan de ander. Doe vooral niet te veel bleekgel in de lepels, een dun laagje is voldoende.

Behandeling
De behandeling zelf doe je dus thuis. Bij voorkeur 's nachts, dat is het makkelijkst. Je vult de bleeklepel met een dunne laag gel, plaatst hem over je tanden en gaat ermee slapen. 's Ochtends spoel je je mond en de bleeklepel met water. Niet direct poetsen, wacht hier een uurtje mee.

Welke nabezwaren kan ik verwachten?

Na het bleken zijn tanden en kiezen soms supergevoelig. Er bestaat een speciale gel die je tandarts kan aanbrengen om de gevoeligheid na bleken te voorkomen. Vraag hierom tijdens de behandeling. Je kunt ook na het bleken poetsen met een tandpasta voor gevoelige tanden.

Alternatieven en voor- en nadelen

Een alternatief voor het bleken zou kunnen zijn het aanbrengen van (veel) facings. Bleken heeft de voorkeur, het is een eenvoudiger en minder kostbare behandeling. Heb je andere restauraties in je mond die het resultaat van bleken negatief beïnvloeden, bijvoorbeeld kronen, dan zijn facings wel een goed alternatief. Je kunt daarmee de kleurovergang van de kroon naar eigen gebitselementen vervagen, waardoor een evenwichtiger beeld ontstaat.

SNELBLEKEN

Bij snelbleken wordt een lamp gebruikt om het bleekproces (veel) sneller te laten verlopen. Je eigen tandarts kan dit doen, bleeksalons in de stad gebruiken deze methode meestal ook. Het voordeel is duidelijk, je tanden zijn heel snel witter. Nadelen zijn er ook. Doordat het gebruikte bleekmiddel in combinatie met warmte sterker werkzaam is, heb je eerder kans op pijnlijk tandvlees en gevoelige tanden achteraf. Bovendien is de kleur direct na afloop van de behandeling niet goed te bepalen, de eindkleur zie je pas na ongeveer een week. Doorgaans wordt beloofd dat de kleur na één behandeling helemaal naar wens is, in de praktijk blijkt dat veel mensen het daar niet mee eens zijn en dat een vervolgbehandeling nodig is.

Wat zijn de voorbereidingen voor de behandeling?

Als het goed is wordt eerst gekeken of bleken bij jou het gewenste resultaat zal opleveren. Meestal wordt een foto van je gebit gemaakt om je huidige tandkleur te kunnen vergelijken met de nieuwe kleur na het bleken. Je gebit wordt gepolijst. Omdat tijdens deze behandeling vrij agressieve bleekmiddelen gebruikt worden, is bescherming van je tandvlees en je lippen noodzakelijk. Je lippen worden ingevet en je tandvlees wordt beschermd door middel van cofferdam of een speciale kunststoflaag die op je tandvlees gepenseeld wordt.

Welke ongemakken kan ik tijdens de behandeling verwachten?

Tijdens de behandeling wordt vaak een wangspanner in de mond gedaan om de lippen opzij te houden, die kan wat lastig zitten. De bleekgel kan een prikkelend gevoel geven. De totale behandeling neemt ongeveer twee uur in beslag, in sommige praktijken kun je ondertussen bijvoorbeeld naar muziek luisteren of naar een film kijken.

Behandeling

Met een kwastje wordt bleekmiddel op je tanden aangebracht of er worden in bleekmiddel gedrenkte gaasjes op de tanden gelegd. Je tanden worden belicht met een speciale lamp. Dit proces wordt een paar keer herhaald, telkens met nieuw bleekmiddel. Direct na afloop van de behandeling zijn je tanden overigens witter dan het eindresultaat, dit komt door uitdroging. Wordt op dit moment de 'eindfoto' genomen, dan geeft deze een verkeerd beeld.

WACHTKAMERBLEKEN

Een tussenvorm tussen thuisbleken en snelbleken is wachtkamerbleken. Het gaat wat sneller dan thuisbleken en het resultaat is beter te sturen dan bij snelbleken. Ook bij deze methode worden op jouw gebit passende lepels gemaakt. De tandarts vult ze voor je met een bleekgel die een half tot een heel uur in de lepel blijft terwijl jij in de wachtkamer een tijdschrift leest. Daarna wordt het resultaat beoordeeld en het proces herhaald. Deze methode is vooral handig als bepaalde elementen in jouw gebit meer gebleekt moeten worden dan andere, je tandarts kan dit onder deze omstandigheden vrij exact sturen.

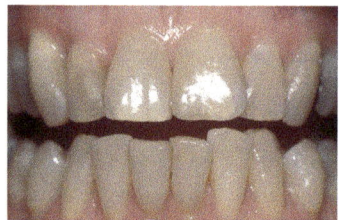 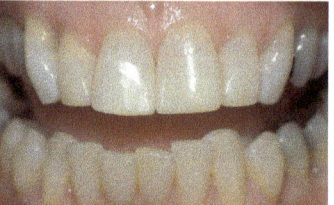

Afbeelding 3.6-3.7 Het gebit vóór het bleken, en daarnaast hetzelfde gebit na het bleken.

3.5 Inwendig bleken

Inwendig bleken is een behandeling die gedaan wordt om een avitale (dode) tand die verkleurd is, weer zijn oorspronkelijke kleur te geven.

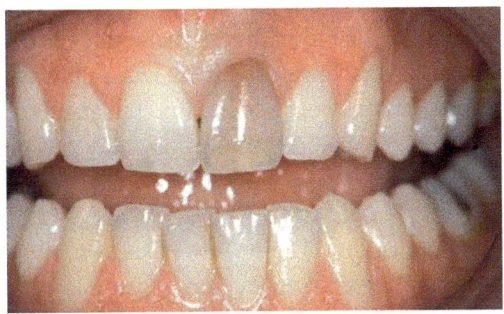 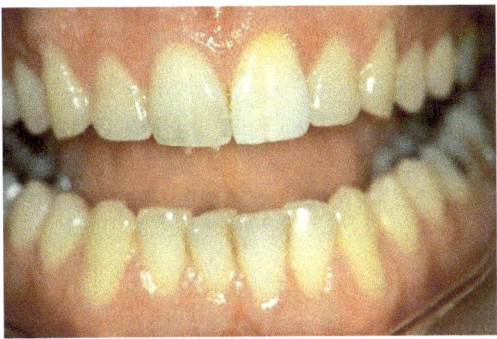

Afbeelding 3.8-3.9 Een dode voortand vóór inwendig bleken en daarnaast dezelfde voortand na inwendig bleken.

Wat zijn de voorbereidingen voor de behandeling?

Allereerst zal je tandarts in je dossier nakijken of er een wortelkanaalbehandeling op het element is uitgevoerd. Op een röntgenfoto van de dode tand is ook te zien of er wortelkanaalvulmateriaal in het kanaal aanwezig is, en of dit een goede afsluiting vormt onder in het wortelkanaal. Is dit het geval, dan kan met de bleekbehandeling begonnen worden; is dit niet het geval, dan moet de wortelkanaalbehandeling opnieuw uitgevoerd worden.

Is de behandeling pijnlijk?

De bleekbehandeling is totaal niet pijnlijk, omdat het betreffende element dood is.

Hoe vaak moet ik naar de praktijk komen?

Minimaal twee keer, waarschijnlijk vaker.

Welke ongemakken kan ik tijdens de behandeling verwachten?

Nauwelijks enig ongemak. De noodvulling, die tijdens het bleken wordt aangebracht in de achterzijde van de tand, kan er door druk van het bleekmiddel uitvallen. Op het moment dat de noodvulling uit de tand is, stopt het bleekproces. Het is dan verstandig naar de praktijk te bellen voor een nieuwe afspraak. Het uitvallen van de noodvulling is geen spoedgeval; gebeurt het in het weekend, dan kun je rustig tot de maandag wachten om een nieuwe noodvulling te laten plaatsen. Houd de tand in de tussentijd goed schoon door de achterzijde extra nauwkeurig te poetsen.

Behandeling

Voor de wortelkanaalbehandeling is indertijd een gaatje in de achterzijde van de tand geboord, het zal opgevuld zijn met een tijdelijke of permanente vulling. Voor de bleekbehandeling hoeft alleen deze vulling verwijderd te worden. Daarmee is toegang verschaft tot de binnenkant van de tand.

In de zo ontstane holte wordt een bleekmiddel gedaan, de holte wordt afgesloten met een noodvulling. Hierna kun je meteen naar huis, het bleekproces is begonnen en gaat een paar dagen door. Dit wordt ook wel de 'walking bleach'-methode genoemd.

Als je de volgende dag in de spiegel kijkt, zul je al verschil zien. Na ongeveer vier dagen is het bleekmiddel uitgewerkt. Je hebt al een vervolgafspraak gekregen en je tandarts kijkt in hoeverre de tand gebleekt is. De noodvulling wordt verwijderd en er wordt nieuw bleekmiddel in de tand gedaan. Er gaat een nieuwe noodvulling overheen en je kunt weer naar huis. Vaak is na een tweede of derde bezoek de tand ver genoeg gebleekt. De kleur loopt altijd weer iets terug, dus je tandarts zal de tand iets witter laten worden dan de buurelementen. Is de tand wit genoeg, dan worden de noodvulling en het bleekmateriaal verwijderd en wordt een permanente witte (composiet)vulling in de achterzijde van de tand gemaakt.

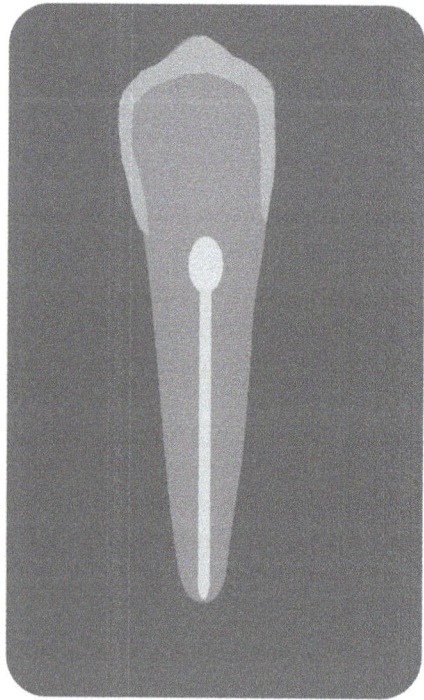 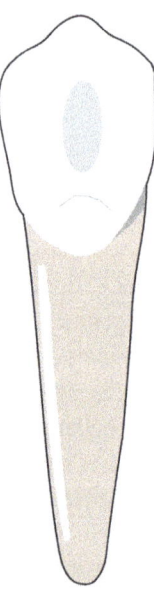

Afbeelding 3.10 Een tand met een wortelkanaalbehandeling, links gezien op de röntgenfoto, rechts herkenbaar aan de vulling aan de achterzijde van het element.

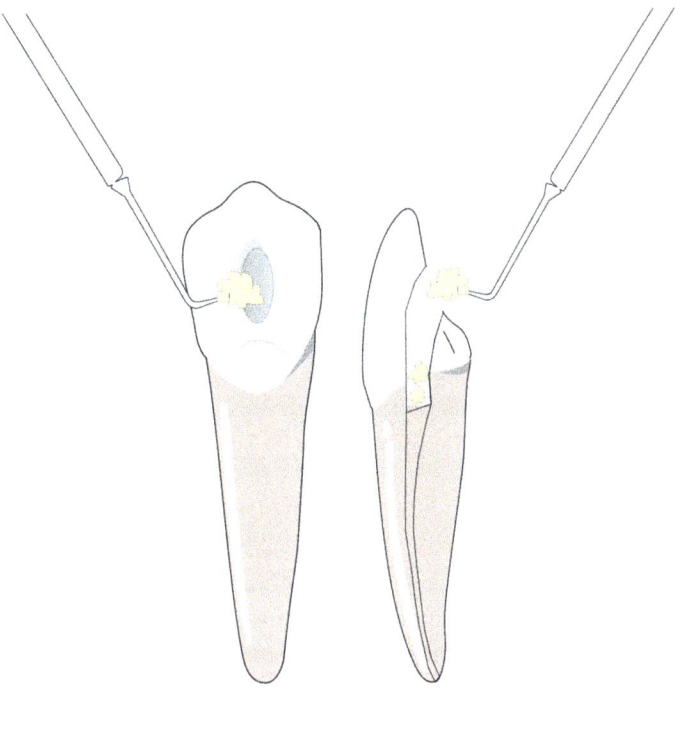

Afbeelding 3.11-3.12 De achterzijde van het element wordt opengeboord. Daarna worden het bleekmiddel en een noodvulling aangebracht.

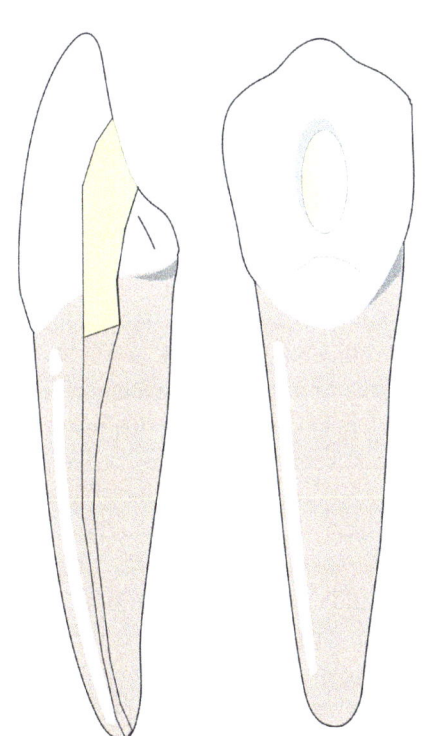

Afbeelding 3.13-3.14 Als het bleken voltooid is, wordt het bleekmiddel verwijderd en wordt de tandholte opgevuld. Daarna wordt de tand aan de achterzijde weer gevuld.

Welke nabezwaren kan ik verwachten?
Geen, tenzij de wortelkanaalbehandeling de wortelpunt niet goed afsluit. Dit moet echter vóór het bleken gecontroleerd zijn. De interne bleekbehandeling geeft meestal een prima eindresultaat, maar na een aantal jaren kan de kleur opeens weer flink teruglopen. Opnieuw bleken is geen enkel probleem in dat geval.

Alternatieven en voor- en nadelen
Alternatieven om zo'n grijze tand witter te maken of te laten lijken, zijn een composiet- of porseleinen facing en een kroon. Bleken is de minst kostbare en minst beschadigende behandeling, hier zal dus meestal mee begonnen worden.

3.6 Beslijpen

Wat zijn de voorbereidingen voor de behandeling?
Samen met je tandarts bespreek je wat jou voor ogen staat als eindresultaat en wat haalbaar is. De tandarts zal kijken naar de dikte van je glazuur ter plaatse van de te beslijpen gedeelten, daarbij rekening houdend met de sterkte van je gebit en de vatbaarheid voor gaatjes. Soms zal het weg te slijpen tanddeel worden gemarkeerd met een zwarte viltstift, je kunt dan alvast zien hoe het element er na de behandeling gaat uitzien.

Is de behandeling pijnlijk?
Dit is een eenvoudige behandeling die niet of nauwelijks pijnlijk is, er wordt slechts zeer oppervlakkig geslepen. Een verdoving is hiervoor niet nodig.

Hoe vaak moet ik naar de praktijk komen?
Tijdens deze eerste zitting zal je tandarts altijd aan de voorzichtige kant zijn met de hoeveelheid af te slijpen tandweefsel. Na de behandeling kun je dan even afwachten of de tand erg gevoelig wordt, bovendien kun je thuis op je gemak bekijken wat je van het resultaat vindt. Het kan dus zijn dat je nog een keer terug moet komen om de tandvorm verder te vervolmaken.

Welke ongemakken kan ik tijdens de behandeling verwachten?
Beslijpen is een secuur werkje, de tandarts zal je regelmatig, of zelfs tijdens de behandeling rechtop laten zitten om het slijpresultaat goed te kunnen beoordelen ten opzichte van je gehele gebit. Verder is bij al het slijpwerk van de tandarts veel waterkoeling nodig. In de praktijk wordt vaak gevraagd of dat wat minder of wat warmer kan.

Beide vragen moeten met nee beantwoord worden. Veel koeling is nodig om het te beslijpen element tegen oververhitten te beschermen en het slijpsel snel af te voeren, zodat de tandarts goed zicht houdt op het werk. Koelwater verwarmen? Het woord zegt zelf al dat dit tegenstrijdig is. Bovendien ligt het gevaar van legionella op de loer bij verwarmd stilstaand water in de leidingen.

Behandeling

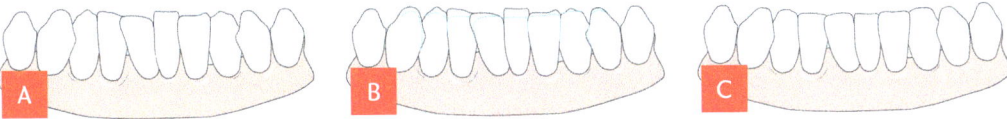

Afbeelding 3.15-3.17 *Een onregelmatig onderfront (A). De slijplijnen worden aangegeven (B). Hetzelfde front na beslijpen (C).*

Met een heel fijn slijpsteentje haalt de tandarts kleine laagjes glazuur weg, net zolang tot de gewenste vorm bereikt is. Vooraf heeft de tandarts beoordeeld hoeveel weggenomen kan worden. Dit is afhankelijk van de dikte van de glazuurlaag ter plaatse, die per persoon verschilt. Beslijpen doet, als het nauwkeurig gebeurt, weinig schade aan de tand. De glazuurlaag wordt ter plaatse wel dunner, maar bij normaal poetsen en flossen zoals hiervoor in 1.1 is beschreven, zal er niet extra snel een gaatje ontstaan.

Welke nabezwaren kan ik verwachten?
De tand kan wat gevoelig zijn na behandeling. De tandarts kan een fluoridelak op het element smeren om dit te voorkomen, zelf poetsen met een tandpasta voor gevoelige tanden helpt ook. De gevoeligheid verdwijnt normaal gesproken binnen een week.

Eindresultaat
Het voordeel van beslijpen, is dat je al tijdens de behandeling kunt zien hoe het gaat worden. Het eindresultaat is zichtbaar op het moment dat je uit de stoel stapt. Beslijpen heeft, ook al gaat het maar om zeer kleine correcties, meestal een enorm positief effect.

Alternatieven en voor- en nadelen
Alternatieven:
- kroon;
- facing;
- beslijpen in combinatie met een facing;

- orthodontie;
- beslijpen in combinatie met orthodontie.

Voordelen van alleen beslijpen:
- kleine ingreep;
- direct resultaat;
- goedkoop.

Nadeel:
- alleen optimaal effect bij relatief kleine vorm- of standsafwijkingen.

> **Direct gemaakte werkstukken**
> Voor het aantal tandartsbezoeken maakt het uit of je een direct of een indirect gemaakt werkstuk in je mond krijgt.
> *Direct gemaakt* betekent dat de tandarts het werkstuk zelf ter plekke in de praktijk maakt. Vaak is één tandartsbezoek genoeg om het door jou gewenste resultaat te krijgen.
>
> Direct gemaakte werkstukken zijn:
> - composietopbouw (3.7);
> - composietvulling (3.8);
> - composietfacing (3.11);
> - kunststof inlay (3.12).

3.7 Composietopbouw

COMPOSIET
Het tegenwoordig meest gebruikte vulmateriaal in de tandheelkunde is composiet. Composiet is het materiaal waarvan de 'witte vulling' gemaakt wordt, maar het is nog veel meer dan dat. Omdat het verkrijgbaar is in allerlei diktes, kun je er behalve mee vullen, ook mooie dunne lagen mee aanbrengen, om verkleuringen weg te werken. Het is verkrijgbaar in zeer veel kleuren, en voor elke tand of kies is een passende kleur te vinden. Het materiaal wordt niet alleen voor vullen en opbouwen gebruikt, er kan bijvoorbeeld ook een metaaldraad mee vastgezet worden aan de achterkant van tanden, om ze op de goede plaats te houden, en er kunnen restauraties mee vastgelijmd worden in je tanden en kiezen. Veel mogelijkheden dus, maar ook een paar nadelen:
- Het verkleurt in de loop der tijd, vooral als je rookt.

- Het slijt harder dan je eigen tanden en kiezen.
- Sommige mensen zijn er allergisch voor.

COFFERDAM

Bij het verwerken van composiet in de mond, maar ook bij veel andere behandelingen wordt vaak cofferdam gebruikt.
Cofferdam is een rubberlapje van ongeveer 10 × 10 centimeter, dat in een metalen of plastic frame strak voor je mond wordt gespannen. Door gaatjes in het rubber steken de te behandelen tanden en/of kiezen naar buiten. Je tandarts kan zo met goed zicht je tand of kies behandelen, zonder last te hebben van speeksel. Achter het rubberlapje kun jij gewoon dooradmen en slikken, je loopt geen risico slijpsel of medicamenten in te slikken.

Opbouwen met composiet
Met composiet kan op redelijk eenvoudige wijze een stuk aan een tand of kies gezet worden.

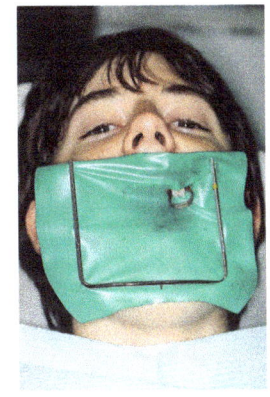

Afbeelding 3.18
Cofferdam op een frame voor het gezicht gespannen.

Wat zijn de voorbereidingen voor de behandeling?
Allereerst bespreek je met je tandarts welk eindresultaat je in gedachten hebt. De tandarts zal je uitleggen wat mogelijk is en wellicht voorbeelden laten zien. Is de 'misvorming' van de tand het gevolg van een ongeval, dan is het handig foto's van jezelf mee te nemen van vóór het ongeval, waar je lachend op staat, zodat de oorspronkelijke tandvorm goed te zien is. Herstel van de symmetrie is meestal het uitgangspunt, ofwel zorgen dat de linkerkant van je gebit er weer net zo uit gaat zien als de rechterkant. Een zuivere kopie maken van de andere kant is echter ook weer niet goed, kijk maar eens in de spiegel, je zult zien dat je gezicht en je gebit helemaal niet zo symmetrisch zijn. Met een perfecte kopie van de buurtand, leg je daar ongewild de nadruk op.

Is eenmaal besloten hoe de tand eruit gaat zien dan gaat de tandarts aan de slag. Als voorbereiding zal in sommige gevallen cofferdam aangebracht worden. In geval van een esthetische behandeling kan je tandarts er ook voor kiezen dit niet te gebruiken. Met het aanbrengen van het rubber is hij of zij namelijk ook meteen het overzicht op je totale gebit kwijt. Dat is juist zo belangrijk voor een mooi eindresultaat.

Is de behandeling pijnlijk?
Een tand alleen maar groter of anders van vorm maken met composiet is niet pijnlijk. Normaal gesproken hoeft er dan ook niet

verdoofd te worden. De tand wordt wel wat opgeruwd met een diamantsteentje, maar dit is zo oppervlakkig dat het geen pijn doet. Ook de afwerkbehandeling is oppervlakkig en pijnloos.

Hoe vaak moet ik naar de praktijk komen?
Een tand opbouwen met composiet kan in één zitting. Het is mogelijk dat je tandarts je na de eerste behandeling naar huis stuurt om aan de nieuwe vorm te wennen, en dat hij in een tweede zitting nog wat kleine correcties uitvoert.

Welke ongemakken kan ik tijdens de behandeling verwachten?
Omdat de tandarts steeds het resultaat moet bekijken ten opzichte van de rest van je gebit, zul je een paar keer overeind worden gezet vanuit de liggende stand. De lijmlaag van composiet heeft een vieze smaak. Er wordt veel en koud koelwater gebruikt (zie ook 3.6).

Behandeling
De tand wordt eerst gereinigd met een borsteltje met reinigingsmiddel. Daarna wordt het gedeelte van het tandoppervlak waaraan de composiet geplakt gaat worden iets opgeruwd. Dit gebeurt met een diamantslijpsteentje. Het opgeruwde gedeelte wordt meestal ook nog voorbehandeld met een zuur, om de hechting te vergroten. De tand is nu voorbereid om composiet aan te brengen.
Op het opgeruwde glazuur wordt een lijmlaag aangebracht, die uitgehard wordt door middel van een lamp met een krachtige lichtbundel. Het is geen uv-lamp, wat mensen vaak denken, maar halogeenlicht. Er wordt een dun laagje composiet in de kleur van de tand aangebracht, dat weer met licht uitgehard wordt. Daarna wordt steeds in lagen meer composiet aangebracht, totdat de gewenste tandvorm is verkregen.

Eindresultaat
Het eindresultaat is een mooi gevormde tand die er 'net echt' uitziet.

Welke nabezwaren kan ik verwachten?
Je moet wennen aan de nieuwe vorm, zeker als het een voortand betreft. Misschien roep je meteen al: 'Hij is niet zoals mijn oude tand', en waarschijnlijk is dat ook zo. Een nachtje slapen en weer in de spiegel kijken geeft al een heel ander beeld, omdat je je mond dan niet meer zo gespannen houdt. Een opgebouwde tand geeft zelden napijn. Het gevoel in je mond als alle kiezen op elkaar staan kan iets veranderd zijn, maar het opgebouwde deel mag niet in de weg zitten. Zit het opgebouwde deel wel in de weg, ook na een dag

of twee, dan moet je terug naar de praktijk om de restauratie nog iets in te laten slijpen.

Wacht een uurtje met eten en drinken na behandeling, om de composiet helemaal uit te laten harden.

Alternatieven en voor- en nadelen

Alternatief: een tand kan ook opgebouwd worden met een facing of kroon.

Voordelen van composiet:
- goedkoper;
- vergt maar één behandeling;
- het eindresultaat is makkelijk aan te passen door afslijpen of aanvullen.

Nadelen van composiet:
- slijt harder dan je eigen gebitselementen;
- verkleurt op den duur, vooral als je rookt.

3.8 Composietvulling

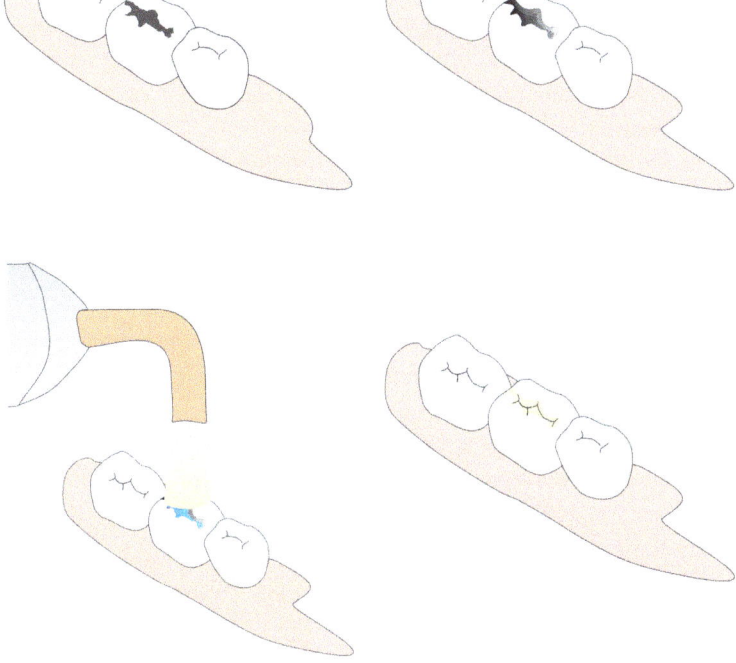

Afbeelding 3.19-3.20 Een kies met cariës. Rechts: al het aangetaste weefsel is verwijderd.

Afbeelding 3.21-3.22 Er wordt composiet in de kies aangebracht en laagsgewijs uitgehard met licht. Rechts: de vulling is voltooid en afgewerkt.

Wat zijn de voorbereidingen voor de behandeling?
Als voorbereiding kan cofferdam worden aangebracht door je tandarts (zie 3.7 onder 'Cofferdam').

Is de behandeling pijnlijk?
De behandeling kan pijnlijk zijn, afhankelijk van de diepte van de vulling en de gevoeligheid van je gebit. Van tevoren is het altijd lastig in te schatten voor een tandarts of verdoofd moet worden. Het verzoek van de patiënt geeft de doorslag. De individuele verschillen in gevoeligheid zijn te groot om dat voor een ander te kunnen beslissen.

Hoe vaak moet ik naar de praktijk komen?
Normaal gesproken één keer.

Welke ongemakken kan ik tijdens de behandeling verwachten?
- Het ongemak van de verdoving, als je die hebt gekregen. Een verdoving in de onderkaak kan wel drie à vier uur zijn werk doen. Zo lang voelt de kaak dus stijf aan. Van een verdoving in de bovenkaak heb je meestal minder last. Soms is het voldoende, ook in de onderkaak, om een zeer plaatselijke verdoving pal naast de te behandelen tand of kies te geven; deze geeft vaak minder nabewaren.
- Een prik in het gehemelte is voor een vulling niet nodig. Dit is een nogal gevreesde verdoving, maar ook deze hoeft, mits langzaam ingespoten, geen pijn te doen.
- Het ongemak van de waterkoeling, zie 3.6.
- De lijmlaag van de composiet heeft een vieze smaak.
- Als de vulling ver achter in je mond zit, is het lastig manoeuvreren voor de tandarts en moeilijk voor jou om je mond langere tijd ver open te houden.
- Om te zorgen dat de te vullen kies niet aan de buurkiezen vastgeplakt wordt, zal de tandarts een afscheiding tussen de kiezen aanbrengen. Dit is een metalen of plastic bandje, dat strak om de kies geklemd wordt. Dit kan even pijnlijk of onaangenaam zijn, vooral omdat het bandje voor een deel onder het tandvlees komt.

Behandeling

Allereerst zal de oude restauratie verwijderd moeten worden. De oude (meestal amalgaam)vulling wordt uitgeboord en hierbij wordt met een grote afzuiger alle slijpsel afgezogen, zodat je dat niet doorslikt. Als de oude vulling verwijderd is, wordt het overgebleven deel van het element geïnspecteerd op aantasting, verkleuring en andere ongerechtigheden, ook deze worden allemaal verwijderd. Is er een mooi gaaf tanddeel overgebleven, dan kan begonnen worden met vullen.

Het element wordt soms extra gereinigd met een borsteltje met reinigingsmiddel. Daarna wordt het voorbehandeld met een zuur of met een ander impregneermiddel, om de hechting te vergroten. Het element is nu voorbereid om composiet aan te brengen. Er wordt een lijmlaag aangebracht en uitgehard door middel van de lichtuithardende lamp. Daarna wordt de composietvulling in lagen opgebouwd en uitgehard, totdat de gewenste tandvorm is verkregen. De vulling wordt ten slotte hoogglans gepolijst.

Welke nabezwaren kan ik verwachten?

De meest gehoorde klacht na het aanbrengen van een nieuwe composietvulling is napijn. Deze napijn wordt minder in de loop van de tijd en is normaal gesproken binnen twee weken verdwenen, of in ieder geval duidelijk verminderd. De napijn ontstaat doordat een composietvulling aan het gebitselement wordt vastgelijmd en daarna krimpt tijdens het uitharden. Hierdoor ontstaat spanning op het element. De ene persoon heeft beslist een veel gevoeliger gebit dan de andere en zal dus ook meer last hebben van napijn. Napijn is te verminderen door een tandpasta voor gevoelige tanden te gebruiken. Uiteraard kun je een pijnstiller nemen, als de pijn tijdelijk te erg is. Wacht een uurtje met eten en drinken na behandeling, om de composiet helemaal te laten uitharden.

Eindresultaat

Het eindresultaat is een gaaf lijkende tand of kies. Vooral als de composietvulling een vervanging betreft van een amalgaamvulling, is het resultaat spectaculair. Een composietvulling kan zelfs een verstevigende werking hebben, omdat hij vastgelijmd is aan de wanden van het element.

Een composietvulling ben je snel 'vergeten', na korte tijd hoort hij gewoon bij de rest van je gebit. Composiet is, hoe goed je ook polijst, altijd iets ruwer dan eigen tandglazuur, dat betekent dus dat de vulling goed moet worden schoongehouden, vooral de randen. Bij een gevulde kies is elke dag flossen een must.

Complicaties

Soms is een vulling een grensgeval, je tandarts zal twijfelen of het gat zo diep wordt dat er een wortelkanaalbehandeling gedaan moet worden. Dit hangt van veel factoren af, onder andere van de bouw en gevoeligheid van jouw tanden en kiezen. Het kan gebeuren dat een element waar een grote composietvulling in is gelegd, na verloop van tijd of vlak na de behandeling gaat opspelen en er alsnog een wortelkanaalbehandeling gedaan moet worden. De zojuist gemaakte vulling is niet voor niets gemaakt en hoeft niet weer in zijn geheel verwijderd te worden. Er wordt alleen een klein gaatje gemaakt in de bovenkant van de betreffende kies of in de achterkant, als het een tand betreft.

Alternatieven en voor- en nadelen

Alternatieven:
- directe inlay van composiet;
- indirecte inlay van porselein;
- kroon.

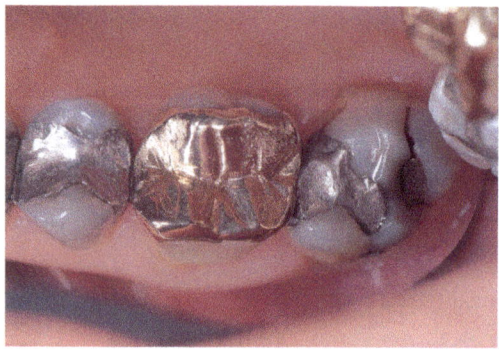 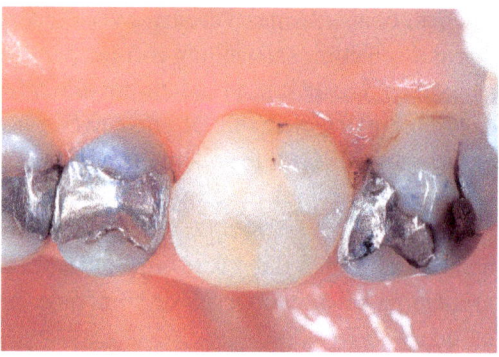

Afbeelding 3.23-3.24 *Een gouden inlay, vervangen door een composietvulling.*

Voordelen van de composietvulling:
- mooie kleur;
- in één zitting aan te brengen;
- doordat de vulling aan het element vastgelijmd wordt, is het niet meer nodig een extra groot gat te boren voor houvast.

Nadelen:
- slijtage (is niet meer zo erg als vroeger);
- verkleuring (vooral bij roken);
- napijn;
- je kunt allergisch zijn voor composiet.

3.9 Vastzetten van een afgeslagen tandhoek

Wat zijn de voorbereidingen voor de behandeling?
Als voorbereiding kan cofferdam worden aangebracht door je tandarts (zie 3.7 onder 'Cofferdam').
Je kapotte tand wordt geïnspecteerd en er wordt een röntgenfoto van gemaakt. Is echt alleen de tand kapot of misschien ook de wortel? Is de tandzenuw niet beschadigd?

Is de behandeling pijnlijk?
Waarschijnlijk wel, omdat je al een tik tegen de tand gekregen hebt. Het element zal misschien overgevoelig zijn. Vraag in dat geval om een verdoving.

Hoe vaak moet ik naar de praktijk komen?
Ben je direct na het ongeval naar de praktijk gekomen, dan wordt meestal alleen een röntgenfoto gemaakt en kun je weer naar huis om van de schrik te bekomen. Vooral als je lip ook beschadigd is, is het niet handig gelijk met de behandeling te beginnen. Ligt je tandzenuw echter bloot, dan zal er in ieder geval dezelfde dag een beschermlaag aangebracht moeten worden op het breukvlak. Misschien moet de tandarts de zenuw wel verwijderen, dit is te beoordelen na inspectie van de tand en het maken van een röntgenfoto. In de meeste gevallen zul je dus een paar dagen later teruggaan naar de praktijk voor de definitieve behandeling.

Welke ongemakken kan ik tijdens de behandeling verwachten?
- Het ongemak van een verdoving, hoewel met de tegenwoordig gebruikte wegwerpnaalden een verdoving vrijwel pijnloos gegeven kan worden.
- Het ongemak van de waterkoeling, zie 3.6.

Behandeling
Er zijn twee mogelijkheden, óf je hebt de afgeslagen tandhoek kunnen vinden en bewaard, óf de afgeslagen hoek is niet meer 'boven water' gekomen. In het eerste geval kan de hoek vaak weer aan de tand gelijmd worden, in het tweede geval moet een nieuwe hoek van composiet opgebouwd worden.

Terugplaatsen van het afgeslagen tanddeel
Het losse deel wordt schoongemaakt met een speciaal reinigingsmiddel. De beschadigde tand in de mond wordt gereinigd en gepolijst en vaak ook nog voorbehandeld met een zuur of primer, om de hechting te vergroten.
Op beide breukvlakken wordt een lijmlaag aangebracht, die uitgehard wordt door middel van een krachtige lichtbundel. Op een van de breukvlakken wordt een dun laagje composiet in de kleur van de tand aangebracht, de breukvlakken worden weer precies tegen elkaar aan gepast en de composiet wordt met licht uitgehard. De breuklijn wordt indien nodig verder opgevuld met composiet. Daarna wordt de tand afgewerkt en gepolijst.

Opnieuw maken van een tandhoek, met composiet
De tand wordt eerst gereinigd met een borsteltje met reinigingsmiddel. Daarna wordt de breukrand, waar de composiet aan geplakt gaat worden, iets opgeruwd. Dit gebeurt met een diamantslijpsteentje. Het opgeruwde gedeelte wordt meestal ook nog voorbehandeld met een zuur, om de hechting te vergroten. De tand is nu voorbereid om composiet aan te brengen.
Op het opgeruwde glazuur wordt een lijmlaag aangebracht, die uitgehard wordt door middel van een lamp met een krachtige lichtbundel. Er wordt een dun laagje composiet in de kleur van de tand aangebracht, dat weer met licht uitgehard wordt. Daarna wordt steeds in lagen meer composiet aangebracht, totdat de gewenste tandvorm is verkregen. Is de gewenste tandvorm bereikt, dan wordt de composiet op hoogglans gepolijst.

Welke nabezwaren kan ik verwachten?
Van de behandeling op zich niet zoveel, de tand zal misschien nog gevoelig zijn van de klap. Wacht een uurtje met eten en drinken na behandeling, om de composiet helemaal te laten uitharden.

Alternatieven en voor- en nadelen
In plaats van een composietopbouw kan ook een porseleinen facing of kroon geplaatst worden. Vaak wordt begonnen met een compo-

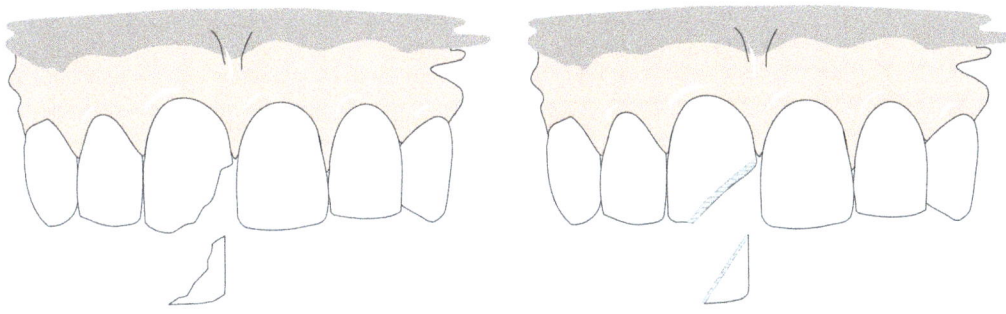

Afbeelding 3.25-3.26 Een hoek van de tand is afgeslagen. Rechts: de randen worden gladgemaakt en afgeschuind.

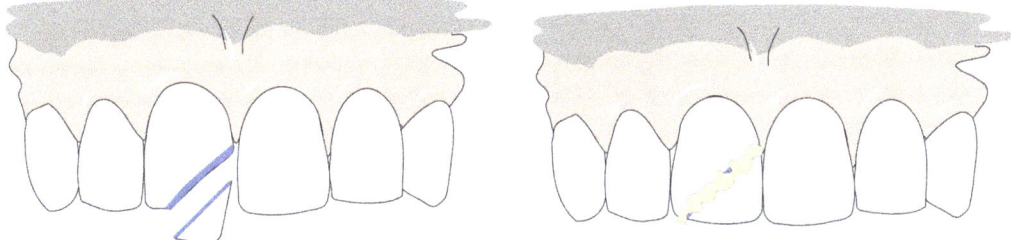

Afbeelding 3.27-3.28 Na reinigen wordt een lijmlaag aangebracht. Rechts: composiet wordt laagsgewijs opgebracht en uitgehard met licht.

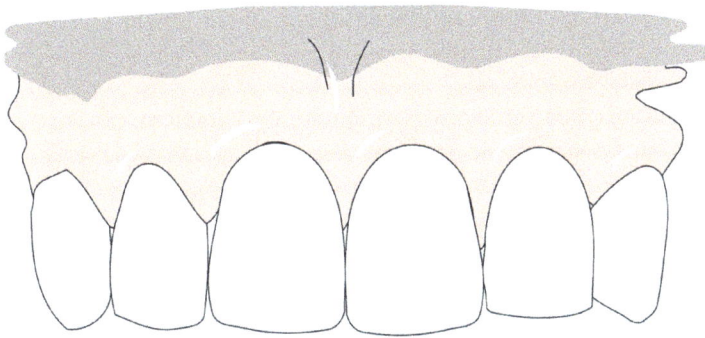

Afbeelding 3.29 De tandvorm is hersteld.

sietopbouw, omdat die in één zitting klaar is, de tijd dat je met een beschadigde voortand loopt is dan het kortst. Als direct al zeker is dat er een kroon geplaatst gaat worden, bijvoorbeeld omdat de tand al niet mooi van vorm of kleur was, kan ook direct na het ongeval een noodkroon gemaakt worden in plaats van een composietopbouw. Zowel een facing als een kroon is duurder dan de composietopbouw, maar ze hebben dan ook een langere levensduur en verkleuren niet.

3.10 Een kroonrand maskeren met composiet

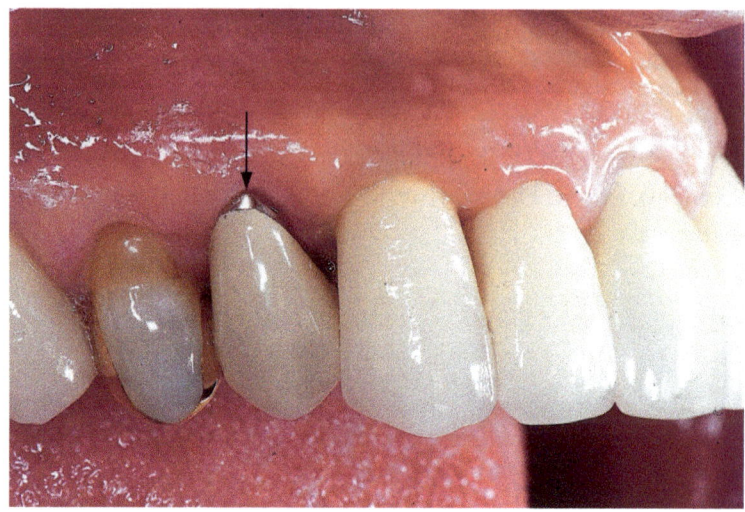

Afbeelding 3.30 Een zwarte rand aan de bovenzijde van een kroon is zichtbaar.

Wat zijn de voorbereidingen voor de behandeling?
Als voorbereiding kan cofferdam worden aangebracht door je tandarts (zie 3.7 onder 'Cofferdam').

Is de behandeling pijnlijk?
Meestal niet, een verdoving is zelden nodig. Uiteraard kun je er gerust om vragen, als je daardoor meer op je gemak in de stoel ligt.

Hoe vaak moet ik naar de praktijk komen?
De behandeling is in één keer klaar.

Welke ongemakken kan ik tijdens de behandeling verwachten?
Dezelfde ongemakken als beschreven bij het beslijpen van een element (3.6), dus weinig.

Behandeling
Het gebied van de kroonrand wordt flink opgeruwd, het zal bestaan uit metaal (goud), porselein en het bovenliggende deel van de zichtbare tandhals. Het opruwen gebeurt met een klein polijststeentje. De opgeruwde vlakken worden voorbehandeld met een speciale vloeistof, een primer, die ervoor zorgt dat het te gebruiken

composiet goed kan gaan hechten aan tandhals, porselein en goud. Soms wordt het porselein nog apart voorbehandeld, dit alles dient om de nieuwe kunststof naadloos te laten aansluiten op de oude kroon. Nadat de hechtlagen zijn aangebracht, wordt begonnen met het maskeren. Hiervoor wordt eerst een zeer dunne, ondoorzichtige composietlaag aangebracht, een zogenaamde opaker. Deze laag zorgt ervoor dat de zwarte rand na behandeling niet meer zichtbaar is. De opaker wordt uitgehard met de uithardingslamp. Daarna worden in dunne lagen verschillende kleuren composiet aangebracht, om de natuurlijke tandkleur en -vorm te herstellen. Elke laag wordt apart uitgehard met de uithardingslamp. Is de rand naar wens opgebouwd, dan wordt deze nauwkeurig gepolijst. Een ruwe rand irriteert het tandvlees, en dat is uiteraard niet de bedoeling.

Welke nabezwaren kan ik verwachten?
In het algemeen zijn er weinig nabezwaren. Misschien is door het maken van de nieuwe rand het tandvlees licht beschadigd. Dit geneest normaal gesproken binnen drie dagen. Voorzichtig poetsen is het devies. Wacht een uurtje met eten en drinken na behandeling, om de composiet helemaal te laten uitharden.

Alternatieven en voor- en nadelen
Het alternatief is het vervangen van de kroon, wat uiteraard duurder is.

3.11 Composietfacing

Een composietfacing wordt in één keer gemaakt. Het is een dun kunststof schildje, een beetje te vergelijken met een kunstnagel, dat wordt aangebracht op een tand. Een facing wordt meestal aangebracht om de vorm of kleur van de tand te veranderen.

Wat zijn de voorbereidingen voor de behandeling?
Allereerst bespreek je met je tandarts welk eindresultaat je in gedachten hebt. De tandarts zal je uitleggen wat mogelijk is en wellicht voorbeelden laten zien. Een composietfacing heeft zijn beperkingen, een heel donker verkleurde tand kan meestal niet volledig gemaskeerd worden door een dunne laag composiet. Je tandarts kan dit wel van tevoren inschatten en zal het met je overleggen.
Er is besloten hoe de tand eruit gaat zien en de tandarts gaat aan de slag.
Als voorbereiding kan cofferdam worden aangebracht door je tandarts (zie 3.7 onder 'Cofferdam').

Is de behandeling pijnlijk?

Het aanbrengen van een composietfacing is niet pijnlijk. Normaal gesproken hoeft er dan ook niet verdoofd te worden. De tand wordt wel wat opgeruwd met een diamantsteentje, maar dit is zo oppervlakkig, dat het geen pijn doet. Ook de afwerkbehandeling is oppervlakkig en pijnloos.

Hoe vaak moet ik naar de praktijk komen?

Het maken van een composietfacing kan in één zitting. Het is mogelijk dat je tandarts je na de eerste behandeling naar huis stuurt om aan je nieuwe uiterlijk te wennen, en in een tweede zitting nog wat kleine correcties uitvoert.

Welke ongemakken kan ik tijdens de behandeling verwachten?

Omdat de tandarts steeds het resultaat moet bekijken ten opzichte van de rest van je gebit, zul je een paar keer overeind worden gezet vanuit de liggende stand. De lijmlaag van de composiet heeft een vieze smaak.
Het ongemak van de waterkoeling, zie 3.6.

Behandeling

De tand wordt eerst gereinigd met een borsteltje met reinigingsmiddel. Daarna wordt een dunne 'schil' van het glazuur afgeslepen, om ruimte te maken voor de facing. Als de te behandelen tand wat naar achteren staat ten opzichte van de andere tanden, kan dit vaak achterwege blijven. De tand wordt dan alleen wat opgeruwd. Dit gebeurt met een diamantslijpsteentje. Het opgeruwde gedeelte wordt voorbehandeld met een zuur of primer, om de hechting te vergroten. De tand is nu voorbereid om composiet aan te brengen. Op het opgeruwde glazuur wordt een lijmlaag aangebracht, die uitgehard wordt door middel van de lichtuithardende lamp. Er wordt een eerste dunne laag composiet aangebracht, die weer met licht uitgehard wordt. Deze eerste laag kan een zogeheten 'opaker' zijn, een ondoorzichtige laag, om de eventueel aanwezige verkleuring in de tand te maskeren. Daarna wordt steeds in lagen meer composiet aangebracht, totdat de gewenste tandvorm en -kleur zijn verkregen. Is de facing klaar en naar wens, dan wordt de composiet op hoogglans gepolijst.

Welke nabezwaren kan ik verwachten?

Meestal zijn er geen nabezwaren. Als de tand erg verkleurd was en nu weer mooi bij de overige tanden past, zul je alleen maar blij zijn dat je de behandeling hebt ondergaan.

Eindresultaat
Een natuurlijk uitziende tand, die je net zo kunt gebruiken als je andere tanden. Wacht een uurtje met eten en drinken na behandeling, om de composiet helemaal uit te laten harden.

Alternatieven en voor- en nadelen
Alternatieven:
- de facing kan ook van porselein gemaakt worden;
- er kan ook een kroon op het element geplaatst worden.

Voordelen van composiet:
- niet duur;
- vergt maar één behandeling;
- het eindresultaat is makkelijk aan te passen door afslijpen of aanvullen.

Nadelen van composiet:
- slijt harder dan je eigen gebitselementen;
- verkleurt op den duur, vooral als je rookt;
- je kunt er allergisch voor zijn.

3.12 Kunststof inlay

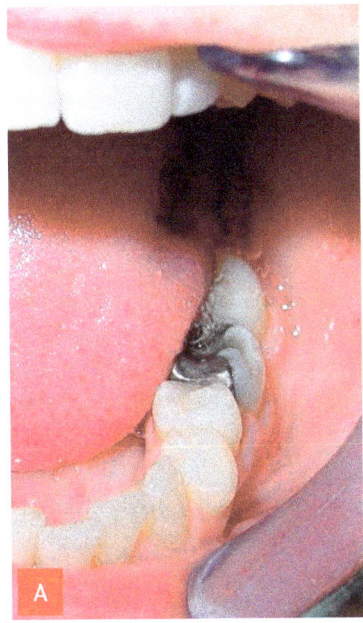
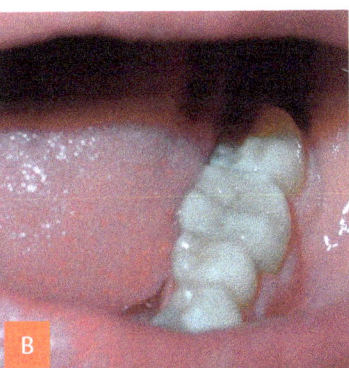

Afbeelding 3.31-3.32
Een kies met een oude amalgaamvulling. Rechts: de vulling is vervangen door een kunststof inlay.

De kunststof inlay is een soort 'witte vulling' die buiten de mond wordt uitgehard en daarna in de betreffende kies wordt gelijmd.

Wat zijn de voorbereidingen voor de behandeling?
De tandarts zal bekijken of de betreffende kies geschikt is voor een kunststof inlay. Meestal zal het een kies zijn, die eerder gevuld is met een amalgaamvulling. Als deze amalgaamvulling niet al te groot is en er niet veel tandbederf onder zit, is de kies geschikt. Er moet namelijk voldoende gaaf tandweefsel over zijn, om de inlay aan vast te lijmen.

Is de behandeling pijnlijk?
Net als bij het aanbrengen van een nieuwe vulling, kan deze behandeling pijnlijk zijn. Pijnbeleving is zeer individueel, jij bepaalt zelf of je wel of niet verdoofd wilt worden. Hoef je voor een gewone vulling niet verdoofd te worden, dan meestal voor een inlay ook niet.

Hoe vaak moet ik naar de praktijk komen?
Het maken van een kunststof inlay kan in één zitting. Het zal een wat langere afspraak zijn, omdat de inlay buiten de mond wordt uitgehard, daar moet je op wachten.

Welke ongemakken kan ik tijdens de behandeling verwachten?
Dezelfde ongemakken als beschreven in paragraaf 3.8.

Behandeling
Allereerst zal de oude restauratie verwijderd moeten worden. De oude (meestal amalgaam)vulling wordt uitgeboord. Hierbij wordt met een grote afzuiger alle slijpsel afgezogen, zodat je dat niet doorslikt. Als de oude vulling verwijderd is, wordt het overgebleven deel van het element geïnspecteerd op aantasting, verkleuring en andere ongerechtigheden, ook deze worden allemaal verwijderd. Daarna wordt de kies in een zodanige vorm geslepen dat de inlay er ook als deze hard is, nog uitgehaald kan worden. Soms wordt op dit moment van de behandeling cofferdam aangebracht (zie 3.7 onder 'Cofferdam').
Als de kies helemaal schoon is, wordt een zachte kunststof in de kies aangebracht en in model gebracht. Deze kunststof krijgt dan even de tijd om uit te harden, totdat hij rubberachtig is. De nog buigzame kunststof inlay wordt uit de kies gehaald en in een speciale box geplaatst. In de box wordt de inlay uitgehard met licht. Na het uitharden is de inlay niet meer rubberachtig en vervormbaar, maar keihard. De inlay wordt gepast, buiten de mond verder afge-

werkt en daarna in de kies gelijmd. Na uitharden van de lijmlaag wordt de inlay op hoogte gecontroleerd en op hoogglans gepolijst.

Welke nabezwaren kan ik verwachten?
Misschien wat napijn, meestal niet veel. Omdat de inlay buiten de mond wordt uitgehard, vindt ook buiten de mond de meeste krimp plaats. Een kunststof inlay geeft dan ook minder napijn op de kies door trekspanning dan een composietvulling.

Eindresultaat
Het resultaat is een weer gaaf lijkende kies.
Ook voor deze restauratie geldt: de randen moeten goed schoongehouden worden, dus elke dag flossen is een must.

Alternatieven en voor- en nadelen
Alternatieven:
- een 'gewone' composietvulling;
- porseleinen inlay.

Voordelen van de kunststof inlay:
- goedkoper dan porselein;
- vergt maar één behandeling;
- geeft minder spanning op het element dan een composietvulling;
- het eindresultaat is harder dan een composietvulling.

Nadelen van de kunststof inlay:
- slijt harder dan porselein;
- duurder dan een composietvulling.

Indirect gemaakte werkstukken
Indirect gemaakt betekent dat de tandarts na bepaalde voorbehandelingen een gebitsafdruk maakt en deze opstuurt naar een tandtechnicus, die vervolgens het werkstuk maakt dat jij in je mond krijgt. Voor zulke werkstukken zijn dus meer tandartsbezoeken nodig.

Voorbeelden van indirect gemaakte werkstukken:
- porseleinen facing;
- porseleinen inlay;
- kroon;
- brug;

– etsbrug;
– spalk;
– plaatje.

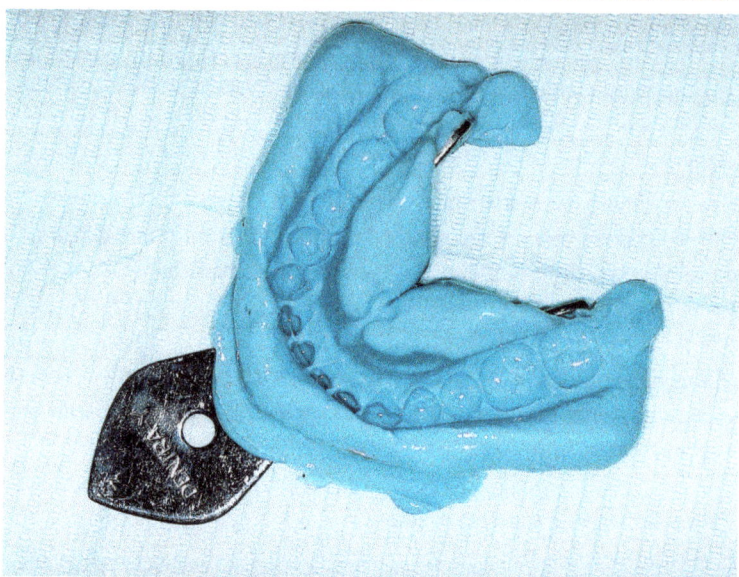

Afbeelding 3.33 Een gebitsafdruk.

3.13 Behandeling bij indirect gemaakte werkstukken

Tijdens de eerste behandeling word je als het nodig is, verdoofd. Het hangt af van jouw wens en van de inschatting van de tandarts of er veel geslepen moet worden. Het verdoven is overigens niet alleen tegen de pijn, de verdoving knijpt ook de bloedvaatjes in het tandvlees dicht, zodat het zicht op de rand van de preparatie beter is. Bovendien gaat door de verdoving het tandvlees bij de te beslijpen kies niet bloeden.

De tandarts slijpt een buitenste schil van je tand of kies af, om ruimte te maken voor het porselein dat op het element gelijmd gaat worden. Alle ongerechtigheden, zoals cariës en verkleuringen, worden weggeslepen, zodat een volkomen gave tandstomp overblijft.

Vervolgens worden afdrukken gemaakt. Een afdruk van alle bovenelementen en een van alle onderelementen. Altijd van boven en onder, omdat de technicus moet kunnen zien hoe de tanden en kiezen op elkaar passen. Als dat 'happen' je een benauwde aangelegenheid lijkt, kun je de tandarts vragen afdruklepels te gebruiken die maar een helft van je tandenrij afdrukken. Meestal geeft dit een wat minder benauwd gevoel, het is echter niet altijd mogelijk. Er wordt ook een wasbeet gemaakt, hiervoor moet je dichtbijten op een strookje zachte was. De tandarts bepaalt ten slotte de kleur van je toekomstige restauratie, heel belangrijk om de restauratie goed bij je eigen gebit te laten passen. Grofweg kiest je tandarts uit vier kleurnuances, de gele kleuren, de oranje kleuren, de grijze kleuren en de bruine kleuren. Dit kan hij doen met een zogenaamde kleurenwaaier, een rij kleine kleurstaaltjes van porselein. Ook kan kleur bepaald worden met een speciaal soort digitale camera. De keus hangt af van de voorkeur en ervaring van je tandarts.

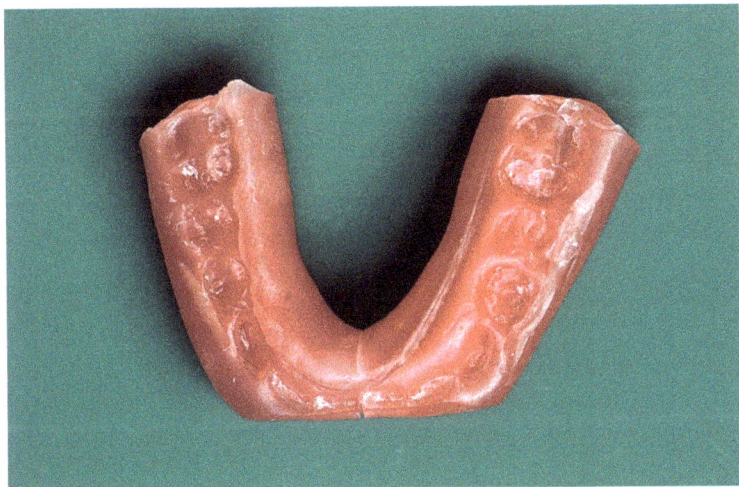

Afbeelding 3.34
Wasbeet.

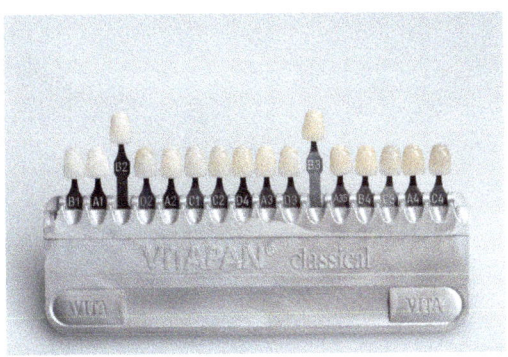

Afbeelding 3.35
Kleurenwaaier.

De afdrukken, de kleurbepaling en de wasbeet worden naar de tandtechnicus verzonden, die het werkstuk gaat maken. Meestal heeft hij hiervoor ongeveer een week nodig. In de tussentijd wordt de afgeslepen tand of kies beschermd door middel van een noodrestauratie, om te voorkomen dat het element erg gevoelig wordt of beschadigd raakt. Voor een facing is een noodrestauratie niet altijd nodig. Een noodkroon is niet heel stevig, door toffee, kauwgom en harde noten kan de noodkroon losraken. Het is verstandig hier rekening mee te houden. Het beslepen element kan napijn geven, poetsen met een tandpasta voor gevoelige tanden helpt, je tandarts heeft hiervan vaak monsters in de praktijk die hij je kan meegeven. Als dat niet afdoende is, kun je een pijnstiller nemen.

Na ongeveer zeven werkdagen is het werkstuk in de praktijk en kan het gepast en geplaatst worden. Meestal is hiervoor geen verdoving nodig, maar nogmaals, heb je een gevoelig gebit, dan is het niet raar om verdoving te vragen.

De noodrestauratie wordt met een speciaal tangetje van de tand of kies gehaald, dit gaat meestal snel en makkelijk. Het behandelde element wordt schoongemaakt en gedroogd, voorzien van een lijmlaag en het werkstuk wordt vastgelijmd. Alle lijmrestjes moeten zorgvuldig verwijderd worden, anders gaan ze het tandvlees irriteren. Daarna controleert je tandarts of je nog goed dicht kunt bijten en of het nieuwe werkstuk niet in de weg zit. Na afloop van de behandeling mag je een uur niet eten of drinken, om de lijm de tijd te geven goed uit te harden.

3.14 Porseleinen facing

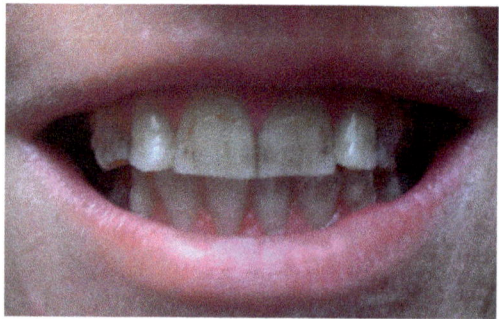 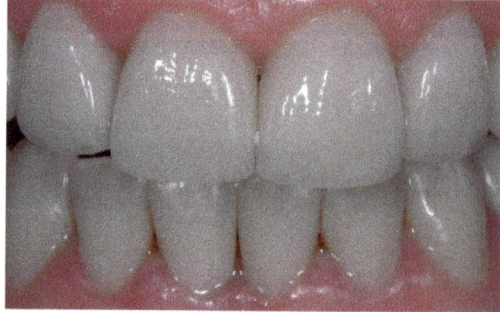

Afbeelding 3.36 *De tanden vóór behandeling. Daarnaast hetzelfde gebit na plaatsen van porseleinen facings.*

Een porseleinen facing is een indirect werkstuk. Een facing is een dun schildje dat op de tand gelijmd wordt. Met een facing kun je de stand of kleur van een tand veranderen, maar ook spleetjes tussen de tanden dichtmaken.

Wat zijn de voorbereidingen voor de behandeling?
Als de beoogde standsverandering van de tanden groot is, kan je tandarts een set-up maken. Dit is een model van je gebit waarop de uitkomst van de verandering globaal te zien is. Je hebt dan van tevoren een beter idee hoe het gaat worden. De set-up komt nooit honderd procent overeen met de situatie in je mond, maar geeft wel een goed beeld. Zie ook 3.2.

Is de behandeling pijnlijk?
In het algemeen niet. Er hoeft slechts een zeer dunne laag van de te behandelen tand afgeslepen te worden. Verdoven is dan ook meestal niet nodig, ook niet voor het tandvlees. De rand van de facing eindigt boven het tandvlees, het tandvlees zelf wordt niet geraakt.

Hoe vaak moet ik naar de praktijk komen?
Minimaal twee keer. De eerste zitting voor het afslijpen, kleur bepalen en afdrukken, de tweede zitting voor het passen en vastlijmen.

Welke ongemakken kan ik tijdens de behandeling verwachten?
Weinig, hooguit het ongemak van waterkoeling, zie 3.6.

Behandeling
De behandeling verloopt in grote lijnen zoals hierboven beschreven in paragraaf 3.13. Tijdens de eerste zitting dus het afslijpen, afdrukken, wasbeet maken en kleur bepalen. Tijdens de tweede zitting het passen, plaatsen en afwerken. De facings kunnen gepast worden met een 'trial-cement', een soort tijdelijke lijm, zodat je even kunt zien hoe de facings staan voordat ze definitief en daarmee rotsvast geplakt worden.

Welke nabezwaren kan ik verwachten?
Weinig of geen. Je zult moeten wennen aan je nieuwe uiterlijk, daar gaan altijd een paar nachtjes overheen. Indien noodzakelijk kan je tandarts achteraf nog wat (zeer kleine) correcties uitvoeren.
Een porseleinen facing kan wel eens loskomen, vooral als je per ongeluk op iets hards bijt. Tegen nagelbijten of draden afbijten zijn de facings in elk geval niet bestand. De losgekomen facing is erg breekbaar, wees er vooral voorzichtig mee en bewaar de restauratie in een doosje. De losgekomen facing kan gewoon weer worden vastgelijmd, het is geen spoedgeval, als de facing binnen een week teruggeplakt wordt is het prima.

Eindresultaat

Een porseleinen facing is een prachtige restauratie, die heel natuurgetrouw overkomt. Het materiaal heeft dezelfde glans en doorschijnendheid als glazuur en is prachtig in te kleuren.

Een porseleinen facing onderhoud je op precies dezelfde manier als je eigen tanden en kiezen, zie 1.1 en 1.2.

Alternatieven en voor- en nadelen.

Alternatieven:
- kunststof facing;
- kroon.

Voordelen van de porseleinen facing:
- verkleurt niet;
- slijt niet of nauwelijks;
- er hoeft minder tandweefsel afgeslepen te worden dan voor een kroon.

Nadelen van de porseleinen facing:
- kan breken;
- kan niet, zoals een composietfacing, gerepareerd worden.

3.15   (Opgebakken) porseleinen kroon

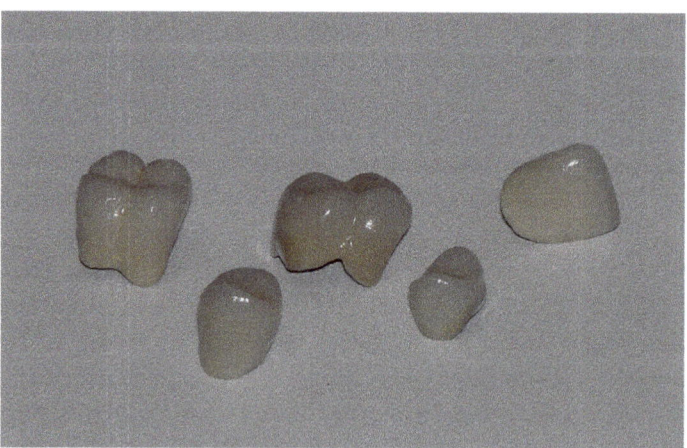

Afbeelding 3.37
Porseleinen kronen.

De juiste kroon is niet alleen een kwestie van techniek, maar ook van veel gevoel voor kleur en vorm. De geplaatste kroon moet bij jou horen en eruitzien als je eigen tand of kies. Een mooie kroon is van porselein, of van porselein met een metalen binnenkant. De gouden kroon laten we in dit boek buiten beschouwing, het is een prima restauratie, maar niet mooi.

Je tandarts heeft gezegd dat je een kroon nodig hebt, of je hebt zelf gevraagd om een kroon.
Redenen om een kroon op een tand of kies te zetten zijn:
- het element is zover afgebroken dat er geen houvast meer is voor andere restauraties;
- het element is bros geworden, omdat het niet meer leeft;
- het element heeft een grote kleur- of standsverandering nodig, die op een andere wijze niet eenvoudiger te maken is;
- door oud vulmateriaal of cariës is het element dusdanig verzwakt, dat het op een andere wijze niet goed meer is te repareren.

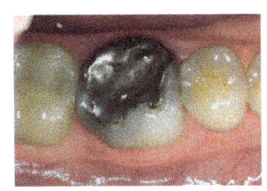

Afbeelding 3.38 Een kies met een lelijke amalgaamvulling.

Wat zijn de voorbereidingen voor de behandeling?
Meestal wordt vooraf een foto gemaakt om te kijken of de wortels van het te behandelen element in orde zijn.

Is de behandeling pijnlijk?
Als de te behandelen tand of kies dood is, is het beslijpen uiteraard niet pijnlijk. De rand van een kroon eindigt vaak een klein stukje onder het tandvlees. Het te behandelen element wordt dus ook voor een deel onder het tandvlees beslepen, dit kan pijnlijk zijn. Bovendien kan het tandvlees gaan bloeden en goed zicht belemmeren. Om dit te voorkomen, wordt meestal wel verdoofd. De verdoving helpt namelijk niet alleen tegen de pijn, maar knijpt ook de bloedvaatjes rond het element dicht.

Hoe vaak moet ik naar de praktijk komen?
Een kroon is een indirect werkstuk, dus er zijn in ieder geval twee afspraken nodig, zoals beschreven in paragraaf 3.13.

Welke ongemakken kan ik tijdens de behandeling verwachten?
Dezelfde ongemakken als bij het maken van een composietvulling, zoals beschreven in paragraaf 3.8.

Behandeling
Na de verdoving wordt de tand of kies in de juiste vorm geslepen. Al het oude vulmateriaal en ongerechtigheden worden verwijderd, zodat een mooi gaaf deel overblijft waarop straks de kroon geplaatst kan worden. Als de tandvorm helemaal goed is, worden afdrukken gemaakt en een wasbeet, zoals beschreven in 3.13. Voor het maken van de afdrukken is soms nog een voorbehandeling nodig, als de

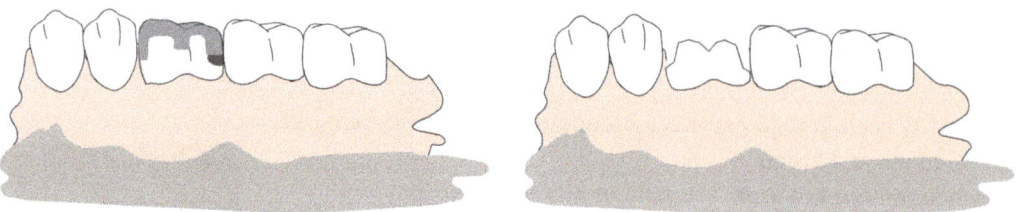

Afbeelding 3.39 Een kies met een grote amalgaamvulling en cariës daaronder. Rechts: de kies is rondom afgeslepen, al het aangetaste weefsel is verwijderd.

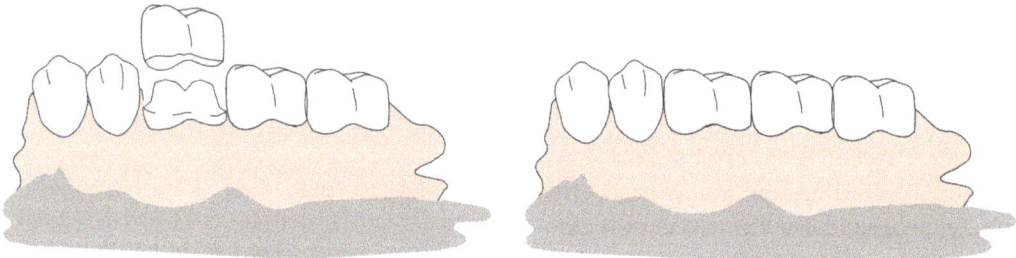

Afbeelding 3.40-3.41 Het tandtechnisch laboratorium maakt een exact passende kroon. Rechts: de kroon is op zijn plaats gelijmd.

rand van de kroon op of net onder het tandvlees komt te liggen. De kroonrand van het definitieve werkstuk moet perfect aansluiten op het element. De afdruk van de rand moet dan ook haarscherp zijn. Hiervoor is het vaak nodig de rand van het tandvlees tijdelijk iets opzij te duwen, zodat de grens van de omslijping goed zichtbaar wordt. Het opzij duwen van het tandvlees gebeurt meestal door middel van een dikke geïmpregneerde katoenen draad die rond het element wordt gelegd. Het impregneermiddel droogt het gebied rond het element tijdelijk uit en door de draad wordt het tandvlees opzij geduwd. Vlak voor het afdrukken wordt de draad verwijderd, de grens van de beslijping is nu goed zichtbaar en er kan een scherpe afdruk gemaakt worden. De draad wordt retractiedraad genoemd.

Aan het begin of eind van de behandeling bepaalt de tandarts welke kleur de kroon gaat krijgen. Het kleur bepalen gebeurt met porseleinstalen in een kleurenwaaier of met een speciaal apparaat dat de kleur van een van je gave tanden of kiezen meet.

De restauratie krijgt nooit één kleur, dat zou een zeer onnatuurlijk resultaat geven. Er wordt een tekening gemaakt van de gewenste kleurverdeling.

Als de afdrukken en de wasbeet gemaakt zijn, moet het beslepen

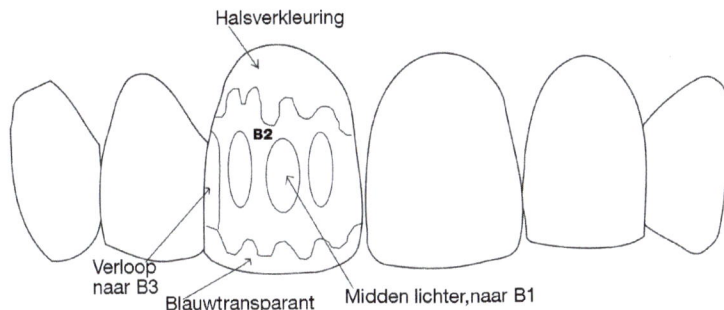

Afbeelding 3.42 Een kleurbepalingstekening.

element beschermd worden in de periode dat de technicus de kroon gaat maken. Hiervoor wordt een noodkroon met een tijdelijke lijm op de tand of kies geplakt.

Welke nabezwaren kan ik verwachten?

Na de eerste behandeling loop je met een noodkroon. Een noodkroon heeft een matige pasvorm en vaak een dikkere, minder goed aansluitende rand dan een echte kroon. Dit merk je in het gebruik. Je zult de rand heel goed schoon moeten houden door extra goed (en zachtjes!) te poetsen. Het tandvlees kan wat beschadigd zijn en gaan bloeden tijdens het poetsen, dit geneest vanzelf binnen drie dagen. Koud water kan gevoelig zijn rond de noodkroon, poetsen met een tandpasta voor gevoelige tanden helpt. En als laatste kan het beslepen element gewoonweg pijn doen, zeker de eerste dag. Als je tandarts van tevoren verwacht dat je napijn krijgt, wordt er meestal een beschermlaag op het element gesmeerd, voordat de noodkroon erop gaat.

De noodkroon kan losraken. Noodcement, de lijm waarmee de noodkroon is geplakt, is niet zo sterk als de lijm waarmee een definitieve kroon wordt geplakt. Dat kan ook niet, de noodkroon moet tijdens de tweede zitting weer makkelijk verwijderd kunnen worden. Losraken gebeurt vooral door het eten van kauwgom, toffee of andere erg kleverige etenswaren. Verder door nagelbijten en stevig flossen. Flossen langs een noodkroon vergt een speciale handigheid: je trekt de flossdraad door het contactpunt van de noodkroon met zijn buurelement naar beneden en verwijdert de draad door hem zijdelings tussen de elementen uit te trekken.

Na de tweede behandeling is de kroon geplaatst. Dit zit meestal veel prettiger dan de noodkroon, porselein voelt heel glad aan. Het element kan nog een poosje gevoelig zijn, dit 'slijt' er vanzelf uit.

Afbeelding 3.43 Een kies met een lelijke amalgaamvulling. Daarnaast dezelfde kies met een tandkleurige restauratie.

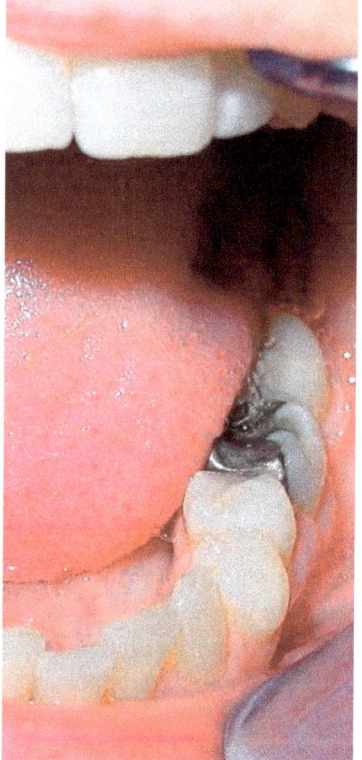
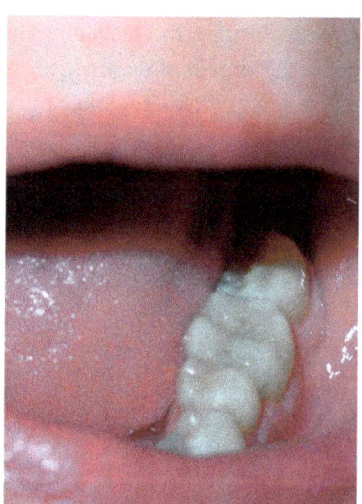

Eindresultaat

Zowel een opgebakken porseleinen kroon als een geheel porseleinen kroon ziet er bedrieglijk echt uit, niet te onderscheiden van je eigen kiezen, mits de kleur goed is gekozen. Een kroon onderhoud je op precies dezelfde manier als je eigen tanden en kiezen, zie 1.1 en 1.2.

Complicaties

Een kroon kan gezet worden op zowel een levend als op een dood element. Voordeel van een levend element is dat het elastischer is en dus sterker. Er wordt wel eens gedacht dat voor het maken van een kroon altijd een wortelkanaalbehandeling gedaan moet worden, dit is dus niet het geval. Je tandarts zal er meestal voor kiezen het te behandelen element niet dood te maken (devitaliseren).
Als complicatie na het maken van een kroon kan het voorkomen dat

het element gaat opspelen en alsnog een wortelkanaalbehandeling gedaan moet worden. Dit is afhankelijk van veel factoren, onder andere de bouw van je tanden en kiezen en hun gevoeligheid. De zojuist gemaakte kroon is niet voor niets gemaakt. Er wordt alleen een klein gaatje gemaakt in de bovenkant van de betreffende kies, of in de achterkant als het een tand betreft, om bij de wortelkanalen te komen. Het kan ook zijn dat de kroon van het element wordt afgetikt en later weer teruggeplaatst. Daarna ziet de tand of kies eruit als een gaaf exemplaar en als zodanig kun je het ook gebruiken en schoonmaken.
Het maken van een porseleinen inlay of onlay gebeurt op vrijwel dezelfde wijze.

3.16 Brug

Een brug wordt gemaakt om een of meer tanden of kiezen die je mist te vervangen. Een brug bestaat uit minimaal drie delen: twee pijlers en een dummy.
De twee pijlers hoeven niet altijd aan weerszijden van het gat aanwezig te zijn, soms komt het beter uit als de pijlers aan één zijde van het gat steun geven, de brug is dan vrij-eindigend. Eén pijler om een element te vervangen is normaal gesproken niet stevig genoeg, de pijler zal er op den duur uitgewipt worden.

Wat zijn de voorbereidingen voor de behandeling?
De tandarts zal eerst kijken of er genoeg ruimte is voor de brug. Ruimte tussen je boven- en onderelementen, zodat de brug niet in de weg gaat zitten bij het kauwen. En ruimte tussen de twee buurelementen van het gat dat nu aanwezig is, zodat de brug een natuurlijke tandbreedte kan krijgen. Verder zullen er röntgenfoto's gemaakt worden, om te zien of de wortels van de pijlerelementen voldoende stevig en gezond zijn om de constructie te kunnen dragen.
Je tandarts zal je verdoving geven, ook al zijn de pijlerelementen niet gevoelig. De verdoving knijpt namelijk ook de bloedvaatjes rond de pijlerelementen dicht. Je tandarts heeft daardoor beter zicht en zal een mooiere afdruk kunnen maken.

Is de behandeling pijnlijk?
De behandeling is niet pijnlijk, omdat er verdoofd is. De prik van de verdoving hoeft ook niet meer pijnlijk te zijn met de huidige wegwerpnaalden.

Hoe vaak moet ik naar de praktijk komen?

Minimaal twee keer. Een keer om de pijlerelementen te beslijpen, kleur te bepalen en afdrukken te maken. De tweede keer om de brug te passen en te plaatsen. Soms nog een derde keer. Bijvoorbeeld omdat je tandarts na het prepareren niet direct wil afdrukken. Het kan ook zijn dat je tandarts de brug in een voorlopig stadium wil passen of dat de brug na het passen nog wat beslepen is en weer terug wordt gestuurd naar de technicus om een nieuwe glanslaag aan te brengen.

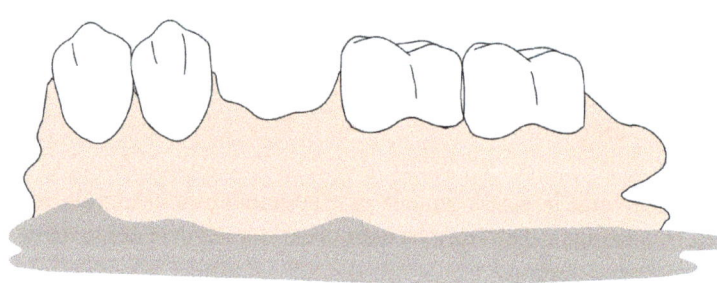

Afbeelding 3.44 Er ontbreekt een element.

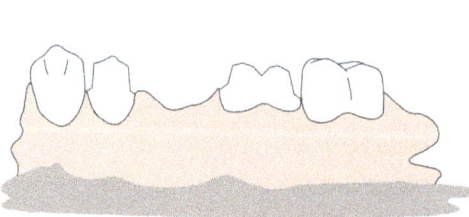
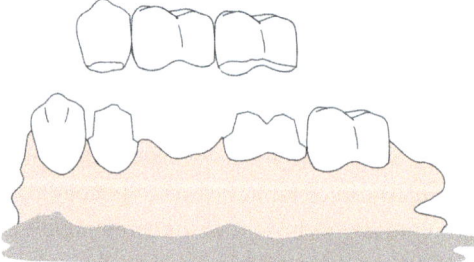

Afbeelding 3.45-3.46 De elementen voor en achter het gat worden in vorm geslepen. Rechts: het techniekbureau maakt een exact passende brug.

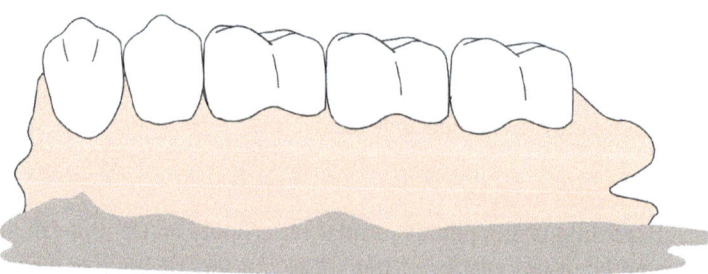

Afbeelding 3.47 De brug is op zijn plaats gelijmd.

Welke ongemakken kan ik tijdens de behandeling verwachten?

Het prepareren van een brug is een uitgebreide behandeling. Vooral als de brug ver achter in je mond komt, is het lastig langere tijd met je mond wijdopen te zitten. Verder is er natuurlijk het ongemak van de waterkoeling. Voor het afdrukken van de brug worden soms geïmpregneerde draden gebruikt die een vieze smaak hebben.

Behandeling

De behandeling zelf wordt beschreven in paragraaf 3.13. In wezen is de behandeling hetzelfde als van een kroonpreparatie, alleen worden er in dit geval twee of meer kronen geprepareerd.

Welke nabezwaren kan ik verwachten?

Het is niet onwaarschijnlijk dat je napijn zult hebben. Het maken van een brug is een behoorlijke ingreep. Een gewone pijnstiller, bijvoorbeeld paracetamol, moet afdoende zijn. De noodbrug kan ongemakkelijk zitten, de pasvorm is nooit zo goed als de pasvorm van de definitieve brug. Flossen kun je nu niet meer tussen de pijlers, omdat ze met elkaar verbonden zijn door de dummy. Je kunt wel tandenstokers gebruiken om onder de noodbrug te reinigen.

Alternatieven en voor- en nadelen

Alternatieven voor de brug zijn alle uitneembare voorzieningen, zoals een plaatje en een frame. Omdat dit boek over cosmetische tandheelkunde gaat, worden alleen de mooiste oplossingen genoemd, uitneembare voorzieningen horen daar niet bij. Een plaatje doet bovendien schade aan de rest van je gebit, dit kan dan ook slechts als tijdelijke oplossing gebruikt worden.
Een ander alternatief is de etsbrug, die hierna wordt beschreven. Een etsbrug komt alleen in aanmerking als de pijlerelementen redelijk gaaf zijn en het gat dat overspannen moet worden niet te groot is (één, hooguit twee elementen). Ook een goed alternatief om een ontbrekend element te vervangen is een implantaat (zie 3.18).

3.17 Etsbrug

Een etsbrug wordt gemaakt om een tand of kies die je mist te vervangen.

Wat zijn de voorbereidingen voor de behandeling?

De tandarts zal eerst kijken of er genoeg ruimte is voor de etsbrug. Ruimte tussen je boven- en onderelementen, zodat de etsbrug niet in de weg gaat zitten bij het kauwen. En ruimte tussen de twee

Afbeelding 3.48-3.49
Een etsbrug geheel van porselein en een etsbrug met metalen vleugels.

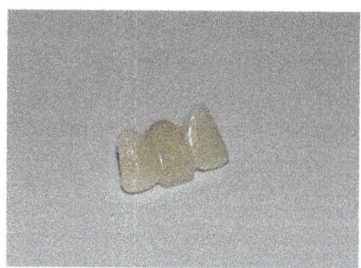
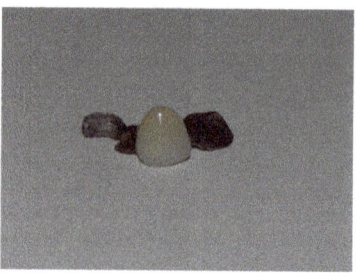

buurelementen van het gat dat nu aanwezig is, zodat de etsbrug een natuurlijke tandbreedte kan krijgen. Eventueel worden foto's van de buurelementen gemaakt, om te beoordelen of ze sterk en gezond genoeg zijn om als pijler te fungeren.

Is de behandeling pijnlijk?
In het algemeen is deze behandeling niet pijnlijk. De buurelementen worden aan de achterzijde licht beslepen, om een houvast te maken voor de vleugels van de etsbrug. Dit is slechts oppervlakkig, meestal zal een verdoving niet nodig zijn.

Hoe vaak moet ik naar de praktijk komen?
Twee keer. Een keer voor beslijpen van de buurelementen en het maken van afdrukken en kleur bepalen. De tweede keer voor het plaatsen van de etsbrug.

Welke ongemakken kan ik tijdens de behandeling verwachten?
Weinig, hooguit het ongemak van de waterkoeling en het ongemak van het afdrukken nemen.

Behandeling
De behandeling staat in grote lijnen beschreven in paragraaf 3.13. Voor de etsbrug geldt dat de buurelementen heel licht beslepen worden en niet onder het tandvlees. Daarna worden afdrukken gemaakt en wordt de beet bepaald door middel van een wasbeet. Na het kleur bepalen wordt soms een noodrestauratie gemaakt. Komt de etsbrug op de plaats van een tand die nog getrokken moet worden, dan zal het trekken meestal uitgesteld worden tot de datum dat de etsbrug geplaatst kan worden. Je loopt dan niet met een gat in je mond. Het kan ook zijn dat je een plaatje draagt ter vervanging van de ontbrekende tand. Dit kun je blijven dragen totdat de etsbrug geplaatst wordt.

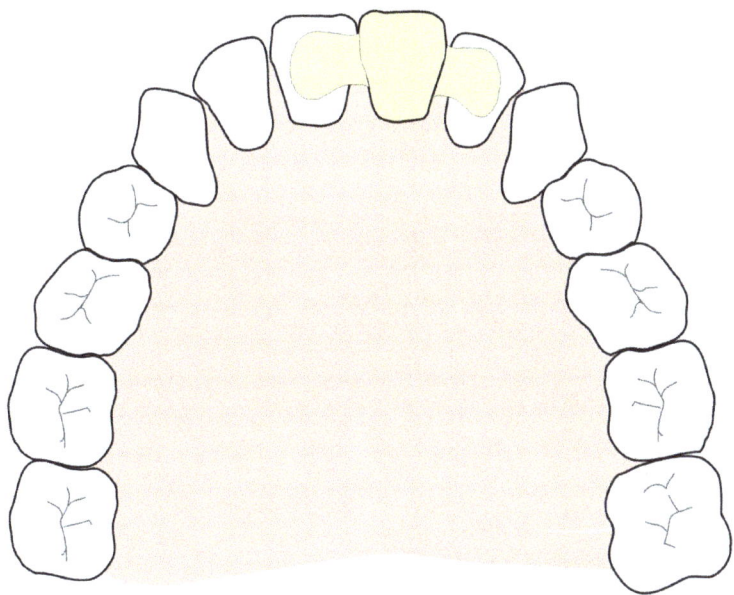

Afbeelding 3.50 Een etsbrug aan de achterzijde van twee tanden vastgelijmd.

Welke nabezwaren kan ik verwachten?

Er zijn weinig tot geen nabezwaren. Na het plaatsen van de etsbrug mag je een uur niet eten en drinken, om de lijm volledig te laten uitharden. Een etsbrug kan een enkele keer losraken. Je merkt dan dat er speling in zit (een vleugel is losgeraakt) of de etsbrug valt uit je mond, als beide vleugels zijn losgeraakt. De etsbrug is kwetsbaar, wees er voorzichtig mee. Doe de brug in een doosje en ga ermee naar je tandarts om de brug opnieuw vast te laten zetten. Opnieuw vastzetten van een etsbrug is geen spoedgeval; gebeurt het in het weekend, dan kun je rustig tot maandag wachten om je tandarts te bellen.

Alternatieven en voor- en nadelen

Alternatieven voor de etsbrug zijn alle uitneembare voorzieningen, zoals een plaatje en een frame. Omdat dit boek over cosmetische tandheelkunde gaat, worden alleen de mooiste oplossingen genoemd, uitneembare voorzieningen horen daar niet bij. Een plaatje doet bovendien schade aan de rest van je gebit, dit kan dan ook slechts als tijdelijke oplossing gebruikt worden.
Een ander alternatief is de conventionele brug. Voor een conventionele brug moet van beide buurelementen veel meer afgeslepen worden dan het kleine houvast voor een etsbrug. Het is een goede oplossing als beide buurelementen niet mooi meer zijn of al sterk

gerestaureerd. Zijn de buurelementen vrij gaaf, dan komt de etsbrug als eerste in aanmerking. Ook een goed alternatief om een ontbrekend element te vervangen is een implantaat (zie 3.18).

3.18   Implantaat

Afbeelding 3.51
Verschillende implantaatvormen.

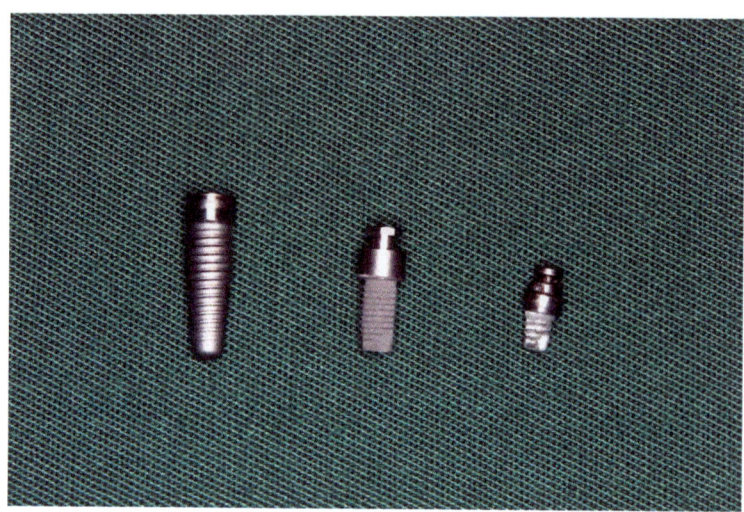

Een implantaat is een kunstwortel die operatief in het kaakbot geplaatst wordt.
Implantaten worden veelal geplaatst door een tandarts-implantoloog, een tandarts die gespecialiseerd is in het plaatsen van implantaten en dat ook regelmatig doet in de praktijk. Is je eigen tandarts niet ervaren in het plaatsen van implantaten, dan zal hij je doorverwijzen naar zo'n tandarts-implantoloog, of naar een kaakchirurg. Naar wie je verwezen wordt, hangt er onder andere van af wie de zogenaamde suprastructuur gaat maken. Met een implantaat alleen ben je er namelijk niet, het implantaat is slechts een fundament of houvast in de kaak, daar hoort nog een gedeelte bovenop, de opbouw.
De opbouw of suprastructuur is het gedeelte dat boven het tandvlees uitsteekt en het houvast vormt voor een later te maken kroon, of een staaf voor onder een kunstgebit. Maakt je eigen tandarts niet de suprastructuur, dan zal hij je doorsturen naar een implantoloog, die het implanteren én het maken van de suprastructuur voor zijn rekening kan nemen. Een kaakchirurg doet alleen het chirurgische deel van de behandeling, hij zal geen suprastructuur maken. Je

wordt naar een kaakchirurg doorverwezen als je eigen tandarts het vervolg van de behandeling voor zijn rekening neemt.
Een implantaat is meestal gemaakt van titanium, een materiaal dat al heel lang in de geneeskunde gebruikt wordt en goed door je lichaam wordt verdragen.

Wat zijn de voorbereidingen voor de behandeling?
De kaakchirurg of tandarts-implantoloog zal eerst foto's nemen van je kaken, om te zien of jouw kaakbot voldoende dikte heeft voor een implantaat. Is het bot onvoldoende dik, dan zijn er verschillende mogelijkheden om de kaak op te hogen. De uitleg hiervan valt buiten het kader van dit boek. Je tandarts zal je hierover uitgebreid voorlichten als bij jou onvoldoende bot aanwezig is om een implantaat direct te plaatsen.
Verder wordt, als je eigen tanden hebt, een kweek gemaakt van de bacteriën in je mond. Er is namelijk een kleine kans dat jij bacteriën in je mond hebt die parodontitis veroorzaken. Is dit het geval, dan krijg je eerst een antibioticakuur en een verwijzing voor de mondhygiënist. Als je namelijk met een optimaal gezonde mond begint aan de implantaatbehandeling, is het risico van mislukken vele malen kleiner. Hetzelfde geldt voor roken, roken vermindert de wondgenezing. Iemand die niet rookt, heeft meer kans op een succesvolle implantaatbehandeling dan iemand die rookt.

Is de behandeling pijnlijk?
Voor de behandeling zelf word je verdoofd. Met de huidige wegwerpnaalden hoeft een verdovingsprik geen pijn meer te doen. Na behandeling geven opvallend veel mensen aan dat ze weinig tot geen napijn hebben.

Hoe vaak moet ik naar de praktijk komen?
In ieder geval al vier keer voor het implanteren, daarna volgen nog de afspraken voor de restauratie die op het implantaat gemaakt gaat worden, of voor het nieuw te maken kunstgebit.
De eerste bezoeken zijn voor intake en foto's, voorbespreking en begroting, de ingreep van het implanteren en na enkele maanden het plaatsen van de suprastructuur.

Welke ongemakken kan ik tijdens de behandeling verwachten?
Je gezicht zal voor een gedeelte afgedekt worden met steriele doeken. Verder zijn er het ongemak van de waterkoeling en het lang openhouden van je mond, beide vergelijkbaar met een 'gewone' tandartsbehandeling.

Behandeling

Je mond wordt plaatselijk verdoofd, dit is eenzelfde verdoving als voor gaatjes vullen of kiezen trekken. Als de verdoving is ingewerkt, maakt de implantoloog een sneetje in je tandvlees, op de plek waar het implantaat gaat komen. Het tandvlees wordt iets opzij geschoven, zodat zicht op het kaakbot ontstaat. In het kaakbot wordt een tunneltje geboord met een speciale boor, die precies de maat heeft van het te plaatsen implantaat. Het implantaat wordt in het bot geschroefd en het tandvlees wordt er weer overheen gehecht.

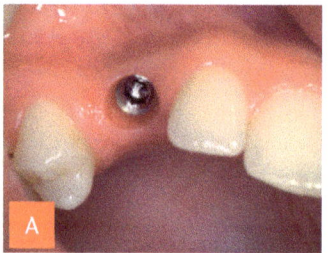 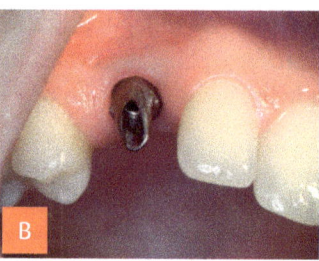 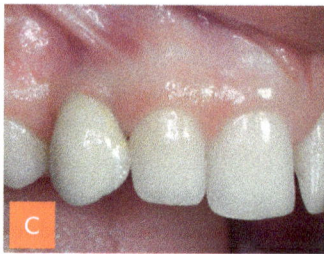

Afbeelding 3.52-3.54 Een implantaat in de kaak op de plaats van een ontbrekende hoektand (A). Een opbouw is op het implantaat geplaatst (B). Een kroon is op het implantaat geplaatst (C).

Gaat het om vervanging van een tand, dan wordt het implantaat uiteraard op de plek van de tand gezet. Gaat het om houvast voor een kunstgebit, dan worden twee of vier implantaten geplaatst. In ieder geval twee op de plaats waar de hoektanden vroeger stonden, en eventueel twee achter in de mond.

Dit is het einde van de eerste behandelfase. De gemaakte wondjes worden gehecht met hechtmateriaal dat vanzelf oplost (wat wel twee à drie weken kan duren) en je gaat met een noodvoorziening naar huis. Draag je een kunstgebit, dan dient je oude gebit als de noodvoorziening, meestal zal de binnenkant aangepast worden om te zorgen dat de nieuwe implantaten niet belast worden. Vervangt het implantaat een tand, dan wordt er voor deze tussentijd een etsbrugje in het gat geplaatst (zie 3.17).

Pas na drie tot zes maanden zijn de implantaten goed vastgegroeid in het bot. Soms is het mogelijk de implantaten direct te belasten, dit kun je tijdens het maken van het behandelpan met je tandarts overleggen.

De behandeling wordt nu vervolgd met het plaatsen van de suprastructuur. Hiervoor word je weer plaatselijk verdoofd. De tandarts voelt waar de implantaten zich precies onder het tandvlees bevinden en maakt een gaatje door het tandvlees heen om bij het schroefdeksel op het implantaat te komen. Het dekseltje wordt van het implantaat afgeschroefd en er wordt een opbouw voor in de plaats geschroefd. Deze steekt door het tandvlees heen naar buiten. Nu kan verdergegaan worden met de uiteindelijke behandeling: het plaatsen van een kroon of het maken van een overkappingsprothese.

Welke nabezwaren kan ik verwachten?
Zwelling van je mond. Direct na behandeling krijg je vaak een coldpack mee, om veel zwelling te voorkomen. Het is verstandig voor de zekerheid ook een coldpack in huis te hebben. Het plaatsen en laten inhelen van implantaten is geen à la minute-werk. Reken voor het hele traject als je een kunstgebit hebt een jaar, voor een enkel implantaat als tandvervanging drie tot zes maanden. De inhelingsfase is erg belangrijk; gaat dat allemaal goed, dan is de slagingskans groot.
Als je een kunstgebit hebt, kun je dit tijdens de inhelingsfase blijven dragen, het zal vanbinnen aangepast worden, zodat het over de implantaten past. Krijg je een implantaat om een enkele tand te vervangen, dan draag je tijdens de inhelingsfase een nood-etsbrugje of soms een plaatje.

Welk eindresultaat kan ik verwachten?
Bij een tandvervanging. Er staat weer een tand op de plaats waar er voorheen een ontbrak. In het verleden was boven de geplaatste kroon vaak een donkere rand te zien, de hals van het implantaat. Tegenwoordig is dit niet meer het geval, er zijn veel implantaatvormen op de markt, je tandarts heeft keuze uit verschillende maten en zal meestal kunnen voorspellen of de kroonrand mooi door tandvlees bedekt kan worden. De tandpapil vormt een tweede probleem. Als je tanden netjes tegen elkaar aan staan, zit telkens tussen twee tanden een papil. Als je tussen alle tanden spleetjes hebt niet. De manier van plaatsen van het implantaat, de vorm van de kroon en de hoeveelheid bot bepalen of je tandpapil na plaatsen van een kroon terugkomt of niet.

Bij een overkappingsprothese. Het kunstgebit zit weer vast. Je kunt weer eten en drinken en je hoeft geen plakmiddelen meer te gebruiken om het gebit op zijn plek te houden. Wél moet je vanaf nu weer 'tanden poetsen'! Je implantaten moeten namelijk heel goed schoon gehouden worden, willen ze lang meegaan. Je krijgt aan het eind van de behandeling specifiek uitleg hierover van je tandarts of mondhygiënist. De gebruikelijke poetsmethode is ook voor im-

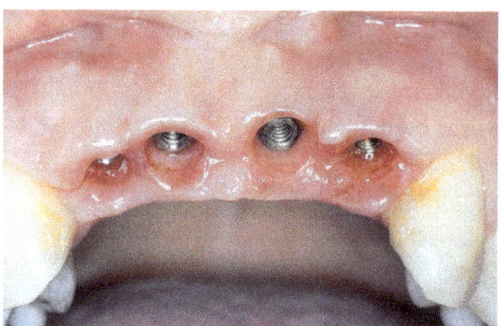 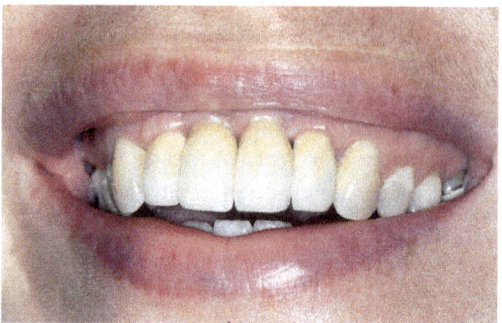

Afbeelding 3.55-3.56 Vier ontbrekende voortanden zijn vervangen door implantaten, waarop vier kronen zijn gemaakt.

plantaten geschikt. De staaf of eventueel andere aangebrachte constructies voor houvast kunnen gereinigd worden met een rager. Pas op dat de metalen binnenkant van de rager de implantaten niet beschadigd. Behalve tanden poetsen zul je ook weer regelmatig naar je tandarts moeten voor controle en schoonmaken van de implantaten.

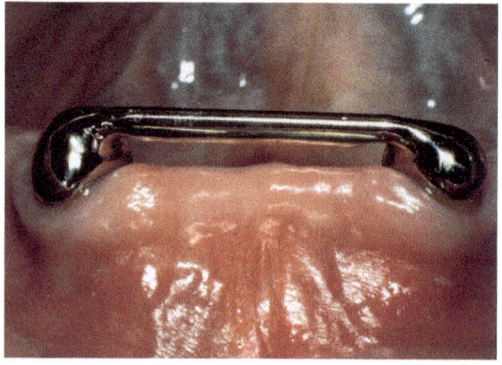 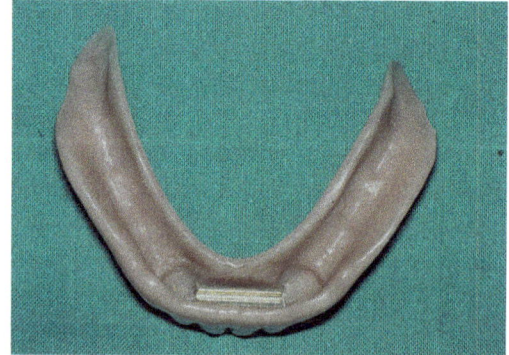

Afbeelding 3.57-3.58 Er is een staaf op twee implantaten in de onderkaak gemaakt. Rechts: de onderprothese klikt hierop vast door middel van een huls. Dit heet een overkappingsprothese.

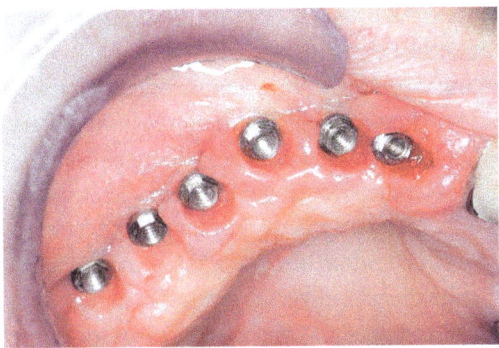 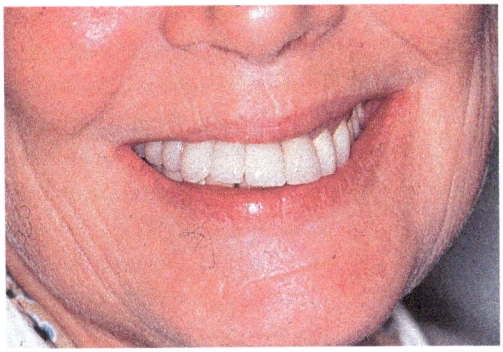

Afbeelding 3.59-3.60 Implantaten in een volledig tandeloze kaak. Rechts: een vaste brugconstructie is op de implantaten gemaakt.

3.19 Orthodontie

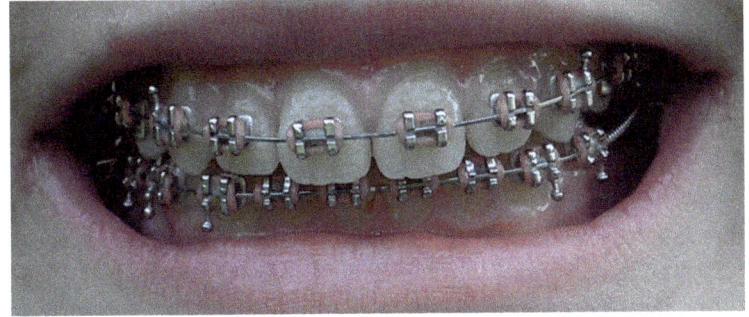

Afbeelding 3.61 Vaste beugel.

Je hebt besloten je tanden recht te laten zetten door middel van een beugel. Gelukkig zijn volwassenen met een beugel gewoon geworden in het straatbeeld. Als je al reacties krijgt, zijn ze meestal positief.

Hoe ziet de huidige beugel eruit?
Er zijn tegenwoordig veel mogelijkheden om een beugel bijna 'onzichtbaar' te maken.
– De brackets (slotjes) kunnen van tandkleurig porselein of kunststof gemaakt worden, waardoor ze veel minder opvallend zijn.
– Verder is het mogelijk verankering voor een vaste beugel in je mond te maken, terwijl vroeger een hulpmiddel buiten je mond nodig was. In plaats van een nek- of hoofdband worden dan botankers gebruikt. Botankers zijn kleine schroefjes die in de

zijkant in je kaak vastgezet worden, ze dienen als steunpunt voor een elastiek of orthodontische draad.
- Een laatste ontwikkeling is de invisalign, een orthodontisch systeem waarbij de tandverplaatsing niet door beugels bewerkstelligd wordt, maar met een opeenvolgende reeks 'gebitsbeschermers'. Er wordt een serie transparante mallen gemaakt, waarin telkens een kleine tandverplaatsing is 'ingebouwd'. Elke twee weken plaatst je tandarts/orthodontist twee nieuwe mallen, waardoor je tanden langzamerhand verschuiven. De mallen mag je uitdoen om te eten en te poetsen. Ongeveer elke zes weken ga je naar je orthodontist om kleine correcties te laten uitvoeren en de tandverplaatsing te laten controleren. Lang niet elke tandverplaatsing is hiermee mogelijk, je orthodontist kan je adviseren of dit systeem voor jou geschikt is.

Wordt het in jouw geval een vaste of uitneembare beugel?

Deze vraag kan alleen je tandarts of orthodontist beantwoorden, het hangt af van jouw specifieke gebitssituatie. In het merendeel van de gevallen zal de keuze vallen op een vaste beugel, omdat daarmee de tandstand beter te sturen is. Een vaste beugel zit echt vast, en kan er zolang de behandeling duurt dan ook niet uit. Dus ook niet op een feestje of tijdens een belangrijke bespreking. Dit is iets om je van tevoren goed te realiseren. In mijn praktijk is gebleken dat degenen die op volwassen leeftijd kozen voor orthodontie, zeer gemotiveerd waren en dat ongemak graag voor lief namen. De meest gehoorde uitroep was dan ook: 'Het valt me erg mee.'

Tandarts of orthodontist?

Je eigen tandarts zal meestal de eerste zijn aan wie je jouw gebitsvraag voorlegt. Dit betekent niet dat je niet zelf naar een orthodontist mag stappen, dat is namelijk ook mogelijk. Als je op volwassen leeftijd aan een beugel begint, zal in de meeste gevallen veel overleg tussen tandarts en orthodontist nodig zijn. Vaak is ook sprake van gecombineerde behandelingen, bijvoorbeeld wanneer de orthodontist de tanden in een zodanige positie plaatst, dat daarna de tandarts mooiere restauraties kan maken. Een tandarts mag orthodontische behandelingen doen. Of hij de aangewezen persoon is voor de orthodontische behandeling van jouw gebit hangt af van zijn ervaring, opleiding en de aanwezigheid van specifieke apparatuur en materialen in de praktijk. Er zijn tandartsen die veel orthodontische behandelingen zelf doen, en er zijn tandartsen die voor alle behandelingen verwijzen naar de orthodontist. Van tevoren vragen welke behandelaar welk specifiek deel van de behandeling voor zijn rekening neemt, voorkomt veel misverstanden.

Wat zijn de voorbereidingen voor de behandeling?

Als voorbereiding heb je met je tandarts of orthodontist besproken wat je wilt en wat je verwacht. Vooral je verwachtingen zijn van belang, zijn ze reëel? Hebben jullie hetzelfde eindresultaat in gedachten? Een set-up kan al veel duidelijk maken, nog voor je met de behandeling bent begonnen (zie ook 3.2).

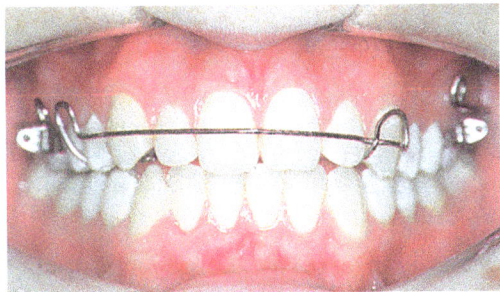 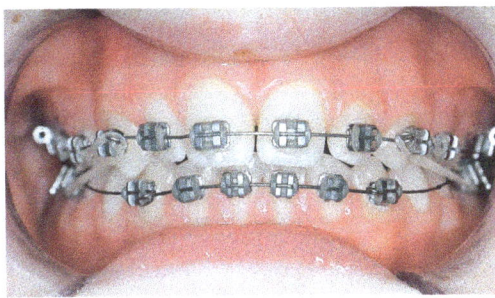

Afbeelding 3.62 Een uitneembare beugel en een vaste beugel.

Is de behandeling pijnlijk?

Je kunt een zeurende pijn ervaren op momenten dat een beugel net geplaatst is, of net weer geactiveerd is. De beugel doet zijn werk, het voelt als groeipijn. Als een vaste beugel net geplaatst is, kunnen de slotjes irritatie geven aan de binnenzijde van je wangen en lippen. Het helpt om vaseline op de slotjes te smeren. Deze pijn verdwijnt door gewenning na een paar dagen.

Hoe vaak moet ik naar de praktijk komen?

Een keer voor een consult voor een mondonderzoek, een eerste grove diagnose en uitleg. Vervolgens een afspraak voor digitale foto's, röntgenfoto's en voor het maken van afdrukken. Dit heet de documentatie, het verzamelen en vastleggen van gegevens voor jouw behandeling. Aan de hand van de eerste klinische diagnose en de documentatie wordt een behandelplan opgesteld.

Hierna volgt een derde afspraak voor het bespreken van het behandelplan, waarna de afspraken voor behandeling kunnen volgen. De echte behandeling start met het plaatsen van de beugel. Als de beugel net geplaatst is, zal na één of enkele weken een controle plaatsvinden, om te bespreken hoe het gaat en de beugel te controleren. Daarna volgen controles om de zes à acht weken, gedurende anderhalf à twee jaar. Soms korter als het een partiële behandeling betreft.

Welke ongemakken kan ik tijdens de behandeling verwachten?
Je zult tijdens het plaatsen van de vaste beugel lange tijd met je mond open moeten zitten. Een uur is standaard voor het plaatsen van een vaste onder- en bovenbeugel. Meestal wordt er een rubberwig tussen je tanden geplaatst, zodat je steun hebt, dat is minder vermoeiend voor je kaken.
De lijm waarmee de slotjes geplaatst worden heeft een nare smaak. Met een beugel kun je niet alles eten. Dropjes, toffees en andere plakkerige dingen zijn voorlopig taboe. Kauwgom is lastig omdat je de resten ervan haast niet van de beugel af krijgt. Coladranken en andere frisdranken doen schade aan de beugel, liever niet dus, zolang je een beugel draagt.

De behandeling na het plaatsen van de beugel
Na het plaatsen van een beugel volgen controles om de zes à acht weken. Tijdens deze controles kijkt je tandarts of de orthodontist of je tanden al verplaatst zijn, of je tanden zich in de gewenste richting verplaatsen en of de beugel nog voldoende kracht levert. Het kan overigens wel een maand duren voordat je enig effect merkt van de beugel, dit is normaal. Het is niet wenselijk tijdens de aanvangsfase meer kracht op je gebitselementen te zetten om het proces sneller te laten verlopen, je zult gewoon geduld moeten hebben.

Welke nabezwaren kan ik verwachten?
Het beëindigen van de orthodontische behandeling is een moment waar je lang naar hebt uitgekeken, van nabezwaren zal dan ook weinig sprake zijn. Als je een vaste beugel hebt gehad, lijken je tanden opeens groot en wit, zonder al die slotjes erop, en je kunt weer heel makkelijk poetsen. Van het grootste belang is nu dat de nieuwe tandstand gehandhaafd wordt. Hiervoor heeft je tandarts of orthodontist een permanente retentie gemaakt. De permanente retentie is bedoeld om je tanden in de nieuwe stand vast te houden. Zonder deze retentie zullen je tanden snel teruglopen, en dat is natuurlijk het laatste wat je wilt.

De retentie kan bestaan uit:
- een dunne metaaldraad die aan de achterzijde van je tanden is geplakt;
- een dunne plastic mal die over je voortanden past en 's nachts gedragen moet worden, de invisible retainer;

- een speciale nachtbeugel;
- in sommige gevallen een combinatie van deze mogelijkheden, bijvoorbeeld een draad achter je tanden geplakt én een invisible retainer voor de nacht.

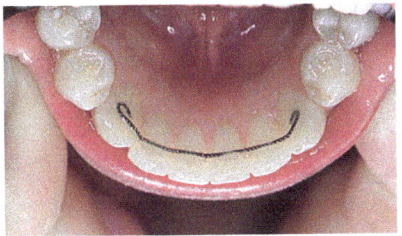

Afbeelding 3.63
Permanente retentie door middel van een achter de tanden geplakte draad.

Ook gedeeltelijke behandelingen?
Een orthodontist voert ook partiële (gedeeltelijke) behandelingen uit. Soms op jouw verzoek, soms op verzoek van je tandarts. Het kan gaan om een zogenaamde 'compromisbehandeling', technisch is misschien een veel beter resultaat mogelijk, maar jij bent tevreden met een kleine standcorrectie. Ook kan het gaan om preprothetische orthodontie, een standsverandering voorafgaand aan een behandeling van de tandarts met bijvoorbeeld kronen of bruggen, om uiteindelijk een beter resultaat te krijgen.

Alternatieven en voor- en nadelen
Voordeel van je gebitselementen rechtzetten door middel van een beugel, is dat je de eigen tanden en kiezen niet hoeft te beschadigen door afslijpen. Het nadeel is dat je geen instantresultaat hebt. Een orthodontische behandeling duurt gemiddeld een jaar of twee. Het is al eerder gezegd, maar deze tijdsduur blijkt in de praktijk zelden een struikelblok te zijn voor de gemotiveerde volwassene. De jaren plezier die je er nadien van hebt, wegen er ruimschoots tegenop. Een orthodontische behandeling wordt behalve met een kaakchirurgische behandeling zoals hierboven beschreven, voor een optimaal resultaat ook vaak gecombineerd met een restauratieve behandeling. Bijvoorbeeld eerst je tanden recht laten zetten en daarna facings erop laten plakken.
Er zullen altijd alternatieven aangeboden worden en het loont de moeite deze te overwegen, ook al lijken ze op het eerste gezicht niet aantrekkelijk. De uiteindelijke keus voor een bepaalde behandeling ligt toch bij jou, je kunt maar beter goed geïnformeerd zijn.

3.20 Spalken

Afbeelding 3.64
Losgeraakte tanden zijn gespalkt door middel van een met composiet vastgeplakt glasvezelbandje.

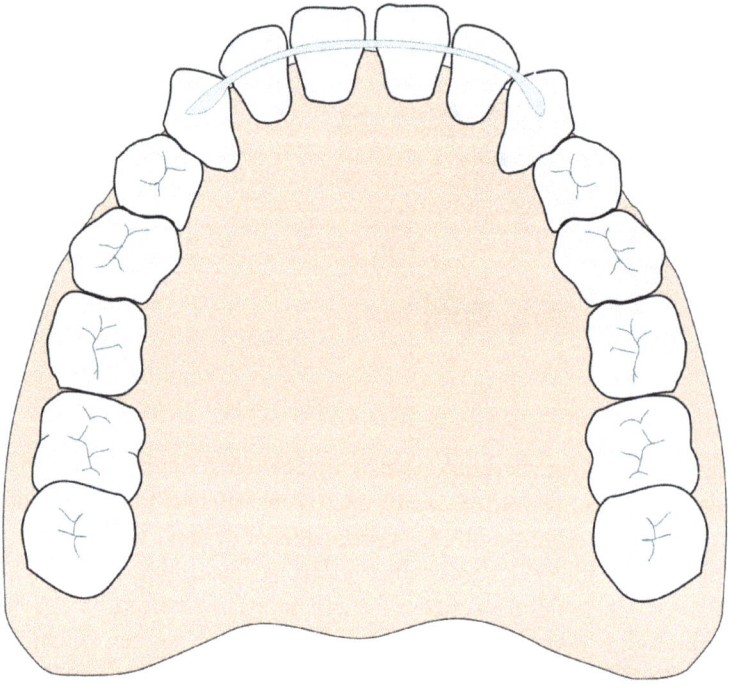

Spalken is het (tijdelijk) meer houvast geven aan losstaande tanden en/of kiezen. Het betreft elementen die door een klap of ongeval los zijn gaan staan, of waarbij door parodontitis botverlies is opgetreden.
Spalken wordt ook gebruikt om tanden en kiezen die door middel van een beugel verplaatst zijn, te verhinderen terug te lopen naar de oude stand. Om tanden vast te zetten, wordt een dunne metaaldraad gebruikt of een glasvezelbandje. De draad of het bandje wordt aan de achterzijde van je tanden vastgelijmd, het is dus onzichtbaar als je lacht.

Wat zijn de voorbereidingen voor de behandeling?
Betreft het permanente retentie nadat je een beugel hebt gedragen, dan zal de tandtechnicus een metaaldraadje precies op maat maken, passend bij de nieuwe stand van je tanden. Betreft het één of meer losstaande tanden na een ongeval, dan buigt de tandarts zelf een draad op maat, of wordt een stukje glasvezelband op maat geknipt. Vaak wordt voor deze behandeling cofferdam aangebracht, om je

tanden droog te houden tijdens het werken (zie 3.7, onder 'Cofferdam').

Is de behandeling pijnlijk?
Er hoeft niet aan je tanden geslepen te worden, dus de behandeling is niet pijnlijk. Heb je net een ongeval gehad, dan kunnen de tanden gevoelig zijn door de klap.

Hoe vaak moet ik naar de praktijk komen?
Voor het plaatsen van de spalk één keer, daarna misschien nog voor nacontrole als je tandarts dit wenselijk acht.

Welke ongemakken kan ik tijdens de behandeling verwachten?
De lijm waarmee de draad wordt vastgezet, heeft een onprettige zure smaak. Je moet je mond langere tijd goed openhouden. Omdat de draad aan de achterzijde van de tanden wordt aangebracht, zul je soms in een lastige stand worden gelegd, met je hoofd voorover.

Behandeling
De tanden waar de draad aan vastgehecht wordt, worden allereerst gepolijst, gespoeld en gedroogd met lucht. Daarna wordt een speciaal reinigingsmiddel of een primer aangebracht. Afhankelijk van het middel wordt hierna wederom gespoeld en gedroogd. De draad of het bandje wordt op zijn plaats gelegd, vastgehouden en bedekt met een druppeltje composiet (wit vulmateriaal) om het aan de tand te laten hechten. De composiet wordt uitgehard met de lichtuithardende lamp.

Welke nabezwaren kan ik verwachten?
Net nadat het draadje of bandje is aangebracht, zal dit vreemd aanvoelen. Je hebt ongetwijfeld de neiging er de hele dag met je tong aan te zitten. Na één à twee dagen ben je aan de spalk gewend en geeft die geen klachten meer. Op de plaats waar de spalk is aangebracht, kun je niet meer flossen. Je zult stokers of ragers moeten gebruiken om tussen de tanden en de spalk schoon te maken (zie 1.2).

3.21   Plaatje

Een plaatje is een 'noodgeval', goed te gebruiken als er plotseling een tand ontbreekt, maar niet voor de lange termijn. Het doet schade aan de rest van je gebit.

Afbeelding 3.65 Een plaatje ter vervanging van één tand.

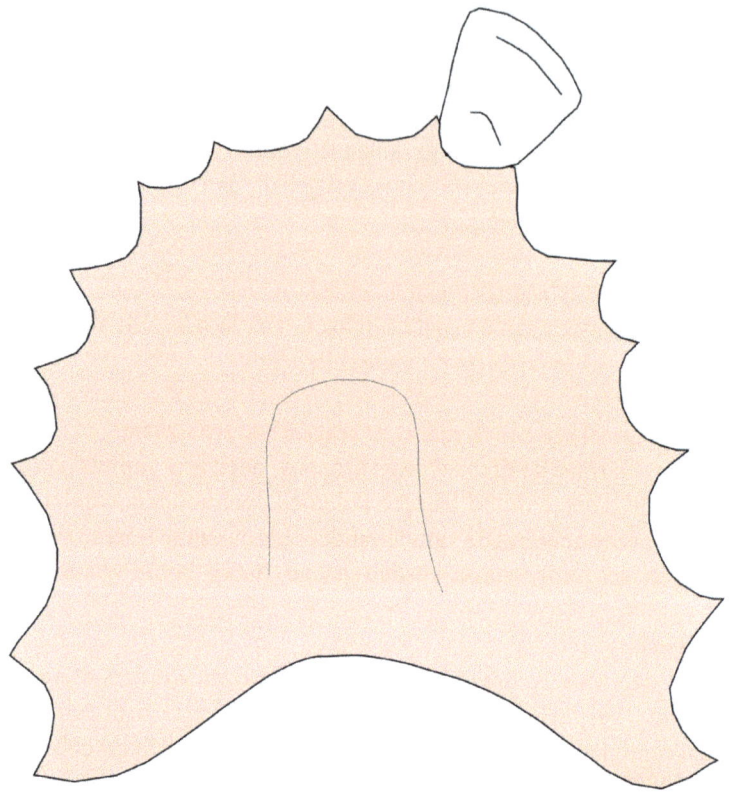

Is de behandeling pijnlijk?

In het algemeen is de behandeling niet pijnlijk. Soms wordt er iets van de buurelementen afgeslepen. Als dit al nodig is, is het heel oppervlakkig.

Hoe vaak moet ik naar de praktijk komen?

Twee keer. De eerste zitting voor het maken van de afdrukken, het vastleggen van de beet door middel van een wasbeet en het kleur bepalen. De tweede zitting om het plaatje te plaatsen en eventueel kleine correcties uit te voeren.

Welke ongemakken kan ik tijdens de behandeling verwachten?

Het ongemak van het happen, veel mensen ervaren dit als benauwend. Het helpt je keel dicht te knijpen door de letter 'K' te zeggen. Je kunt dan gewoon doorademen door je neus en je hoeft niet te slikken.

Behandeling
Er worden afdrukken van je bovengebit en van je ondergebit gemaakt, en een wasbeet en er wordt kleur bepaald. Meestal kun je de volgende dag al terugkomen en is het plaatje klaar. Het wordt dan nog even gepast en indien noodzakelijk brengt de tandarts kleine correcties aan.

Welke nabezwaren kan ik verwachten?
Heb je nog nooit een plaatje of andere prothese in je mond gehad, dan zul je er erg aan moeten wennen. Het praten gaat slecht, je slist, je hebt niet veel smaak meer. Al deze ongemakken verdwijnen vrij snel, vooral als je oefent. Hardop de krant lezen is een goed middel.

Eindresultaat
Een plaatje is redelijk 'onzichtbaar' tussen je andere tanden. Het blijft een nogal onhandig iets, maar als tijdelijke oplossing voldoet het goed.

Alternatieven en voor- en nadelen
Een kunsttand tussen de buurelementen bevestigen met composiet, of een composietetsbrugje kan een prima noodoplossing zijn, afhankelijk van de grootte van het gat. Voordeel is dat beide in één zitting klaar zijn en geen bedekking op het gehemelte hebben.

3.22 Harde splint

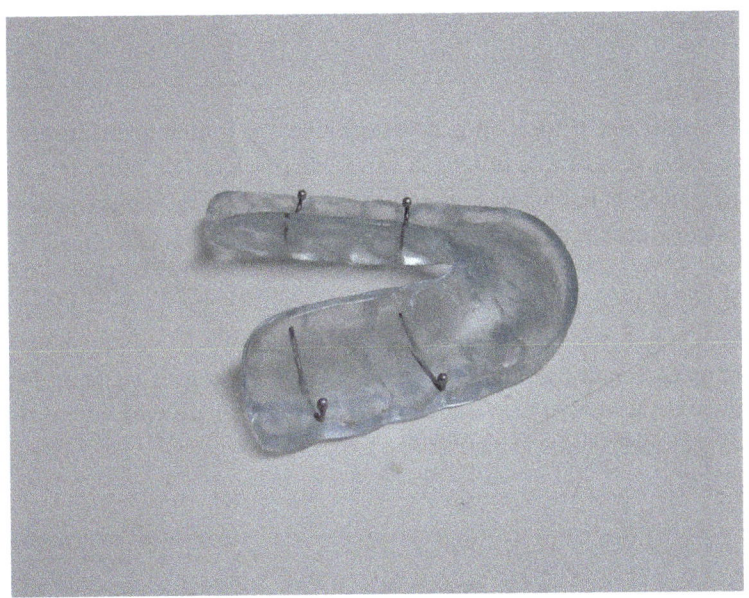

Afbeelding 3.66 Harde splint.

Een harde splint of spalk wordt voor je gemaakt als je kaakgewrichtsklachten hebt of knarst. Soms ook als je nieuwe restauraties in je mond krijgt en je tandarts bang is dat je de restauraties door knarsen of nagelbijten zult beschadigen.

Wat zijn de voorbereidingen voor de behandeling?
Tijdens een eerste zitting kijkt je tandarts hoe je tanden en kiezen op elkaar staan en wat voor beweging er in je kaakgewricht plaatsvindt als je je mond open en dicht doet. Soms zal je tandarts op bepaalde plaatsen een klein beetje van je tanden of kiezen afslijpen om je beet stabieler te maken.

Is de behandeling pijnlijk?
In het algemeen is de behandeling niet pijnlijk. Soms wordt er iets van elementen afgeslepen. Als dit al nodig is, is het heel oppervlakkig.

Hoe vaak moet ik naar de praktijk komen?
Twee keer. De eerste zitting voor het maken van de afdrukken en een wasbeet, de tweede zitting om de splint te plaatsen en eventueel kleine correcties uit te voeren.

Welke ongemakken kan ik tijdens de behandeling verwachten?
Het ongemak van het happen, veel mensen ervaren dit als benauwend. Het helpt je keel dicht te knijpen door de letter 'K' te zeggen. Je kunt dan gewoon doorademen door je neus en je hoeft niet te slikken.

Behandeling
Er wordt een afdruk van je bovengebit en van je ondergebit en een wasbeet gemaakt. Je krijgt een vervolgafspraak om de splint te passen en te leren hoe je er zelf mee om moet gaan. Indien noodzakelijk brengt de tandarts kleine correcties aan.

Welke nabezwaren kan ik verwachten?
Heb je nog nooit een splint of andere prothese in je mond gehad, dan zul je er erg aan moeten wennen. Het praten gaat slecht en het zit je in de weg. Al deze ongemakken verdwijnen vrij snel, vooral als je gaat merken dat je kaak zich ontspant.

3.23 Gecombineerde behandeling, kaakchirurgie en orthodontie

Een gecombineerde behandeling is nodig als niet alleen tanden en kiezen verplaatst moeten worden, maar ook de kaak zelf van vorm veranderd wordt door middel van een operatie. Dit zal bij jou het geval zijn, als je jezelf hebt herkend in een van de beschreven profielen in hoofdstuk 2.

Bijvoorbeeld als:
- er veel tandvlees zichtbaar is boven je boventanden als je lacht;
- je juist helemaal geen tanden ziet als je lacht;
- je vindt dat je onderkaak te ver naar voren steekt;
- je dreigt je tanden te verliezen omdat je kaken verkeerd staan ten opzichte van elkaar.

Je zult zelf wellicht al jaren hebben nagedacht over het nemen van de stap voor deze behandeling, niet zo gek, het is een ingrijpende stap, ook al gaat het 'maar' over een paar millimeter kaakverschuiving. In de praktijk is gebleken dat een ingreep aan je gezicht altijd letterlijk 'ingrijpend' is. Tegenwoordig is het dan ook niet ongewoon dat bij kaakoperaties psychologische begeleiding aangeboden wordt. Met het veranderen van je gezicht verander je voor een deel je huidige manier van leven, vooral als de ingreep op volwassen leeftijd plaatsvindt. Kinderen met tandstand- en kaakproblemen komen tegenwoordig als vanzelf rond hun twaalfde bij een orthodontist terecht. Mocht een kaakoperatie in hun geval nodig of wenselijk zijn, dan zitten zij al 'in de molen'. Voor jou als volwassene zal het een eigen verzoek aan je tandarts zijn om naar de orthodontist doorverwezen te worden, of je tandarts heeft het je geadviseerd. Misschien heb je in het verleden niet de mogelijkheid gekregen om naar een orthodontist te gaan of misschien heb je juist wel een beugel gehad en valt het resultaat toch tegen, dat maakt voor je keuze niet uit.

Wat zijn de voorbereidingen voor de behandeling?
De voorbereidingen voor deze behandeling zijn uitgebreid. De orthodontist en kaakchirurg kijken samen naar de mogelijkheden voor jouw gebit tijdens het gecombineerde spreekuur, soms ook met je eigen tandarts erbij. Er zullen röntgenfoto's en gezichtsfoto's gemaakt worden, je zult moeten happen voor het maken van gipsmodellen. Zeer waarschijnlijk wordt er ook een brief opgesteld voor je verzekeraar met een aanvraag voor vergoeding van de kosten van

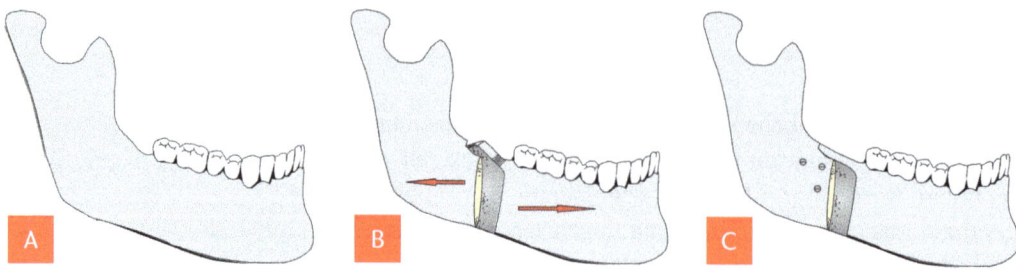

Afbeelding 3.67-3.69 Voor het verlengen van een onderkaak wordt de kaak doorgezaagd achter de kiezen (A), naar voren geschoven (B), en met schroefjes gefixeerd in de nieuwe stand (C).

behandeling. Bovendien wordt goed met je doorgesproken dat je gezicht gaat veranderen door de operatie. Meestal is dat ook precies wat je wilt en zul je er blij mee zijn, maar het kan geen kwaad je erop voor te bereiden. Het behandelvoorstel dat volgt uit deze intake kan heel anders uitvallen dan je gedacht had. Misschien wil jij 'alleen maar die grote onderkaak wat kleiner hebben' en is het behandelvoorstel juist om de bovenkaak naar voren te verplaatsen. De orthodontist en kaakchirurg zijn zeer ervaren in het bekijken van gezichtsprofielen, laat je vooral goed uitleggen waarom zij een bepaalde ingreep voorstellen en wat voor eindresultaat ze in gedachten hebben. Van veel operaties hebben ze 'voor en na'-foto's beschikbaar, ook dit kan je helpen de beslissing te nemen.

Is de behandeling pijnlijk?
Voor de operatie word je opgenomen in het ziekenhuis en ga je onder narcose. Van de behandeling zelf zul je daarom niets merken.

Hoe vaak moet ik naar de praktijk komen?
Voor het totale traject krijg je eerst afspraken op het gecombineerde spreekuur voor de intake en de bespreking van de behandeling. Gewoonlijk twee of drie afspraken.
Daarna volgt het traject bij de orthodontist, je zult eens in de vier à zes weken op consult moeten komen. Na een eerste periode van een aantal maanden staan je tanden goed genoeg om aan de operatie te beginnen. Je krijgt dan een afspraak voor de kaakoperatie. Met jouw wensen kan rekening gehouden worden, misschien wil je de operatie tijdens een vakantie plannen? Voor de kaakoperatie word je opgenomen in het ziekenhuis, gedurende ongeveer drie dagen. Reken erop dat je na de operatie thuis nog wel een week nodig hebt om op verhaal te komen. Je kaak geneest in ongeveer zes weken. Het is mogelijk dat tijdens de genezingsperiode nog kleine correcties

met elastieken worden uitgevoerd. Na de genezingsperiode ga je weer verder met de orthodontiebehandeling. Je controles bij de tandarts gaan in deze periode gewoon door. Alles bij elkaar zul je ongeveer twee à tweeëneenhalf jaar bezig zijn met de totale behandeling.

Welke ongemakken kan ik tijdens de behandeling verwachten?
- De ongemakken van het dragen van een beugel, zoals beschreven bij orthodontie (3.19);
- de opname in het ziekenhuis voor de kaakoperatie;
- de genezingsperiode erna, ongeveer een week lang zul je je niet lekker voelen. Je gezicht is nog dik, je kunt niet makkelijk eten en je hebt wellicht nog blauwe plekken. Na de operatie moet je spoelen met chloorhexidine om je gebit extra te beschermen. Hiervan kleuren je tanden bruin. Je tandarts kan dit naderhand weg polijsten.

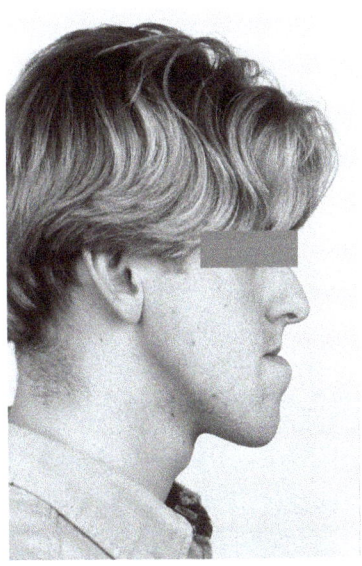 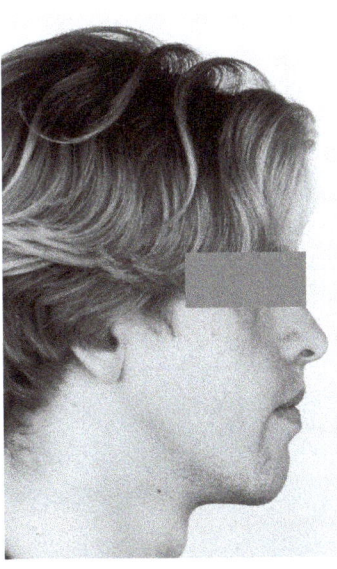

Afbeelding 3.70-3.71
Profiel voor en na kaakchirurgische ingreep.

Behandeling
De orthodontist zal starten met behandelen (zie 3.19).
De kaakchirurg zal tijdens de operatie je onderkaak en/of bovenkaak op bepaalde plekken doorzagen en in een andere stand zetten. De nieuwe stand wordt vastgezet met kleine titaniumschroefjes. De schroefjes verdwijnen onzichtbaar onder je tandvlees. Van de schroefjes in het kaakbot merk je niets, deze schroefjes blijven in de kaak aanwezig en hoeven niet meer verwijderd te worden.

Welke nabezwaren kan ik verwachten?

De nabezwaren van de operatie worden voornamelijk veroorzaakt door de zwelling.

Na de kaakoperatie zal je gezicht gezwollen zijn, je krijgt hiervoor direct coldpacks en medicijnen, om de zwelling zo veel mogelijk tegen te gaan. Sommigen hebben na de operatie blauwe plekken in het gezicht. De blauwe plekken en de zwelling verdwijnen in de week na de operatie vanzelf.

Opvallend weinig wordt er over napijn geklaagd, vaak zijn niet eens pijnstillers nodig na de ingreep. Na een dag of twee verlaat je het ziekenhuis. Aan de buitenkant van je mond is er dan, behalve de zwelling en soms een enkele blauwe plek, niet veel te zien.

In je onderkaak loopt de onderkaakzenuw, die onder meer voor het gevoel in de onderlip en kin zorgt. Tijdens de operatie kan deze zenuw beschadigd worden, waardoor een verminderd gevoel in de onderlip kan ontstaan. Bijna altijd herstelt zich dat spontaan binnen een aantal maanden.

Wat kan er misgaan?

Een operatie brengt altijd risico's met zich mee, zoals een nabloeding of een wondinfectie. Na de kaakoperatie krijg je antibiotica, om het laatste te voorkomen. Een bloeding tijdens of na de ingreep treedt zelden op, maar moet voor de volledigheid toch gemeld worden. Een enkele maal herstelt het gevoel in de onderlip zich niet helemaal.

3.24 Volledige (overkappings)prothese

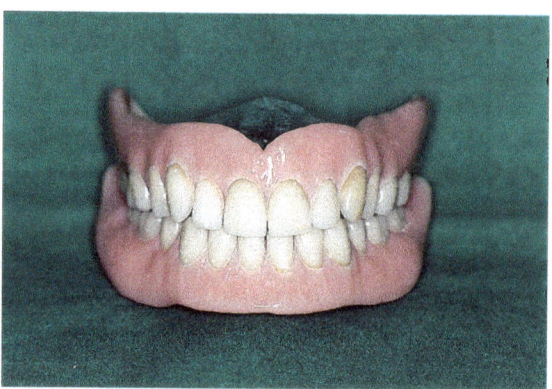

Afbeelding 3.72 Een volledig kunstgebit.

Hoort een volledig kunstgebit nu wel of niet tot de cosmetische tandheelkunde? Er valt over te discussiëren. Feit is dat je er, als je

een kunstgebit draagt, waarschijnlijk ook zo goed mogelijk uit wilt zien. Bovendien wil je dat anderen niet direct zien of merken dat je gebit niet echt is.
Daarom toch een beschrijving van de punten waar je op moet letten als je een nieuw gebit krijgt.

Waar moet speciaal op gelet worden bij het maken van een mooi kunstgebit?

- De tandvorm moet bij jouw gezicht passen. Een meer vierkante tandvorm voor mannen en een afgeronde tandvorm voor vrouwen is 'te kort door de bocht'. Veel meer moet gekeken worden naar jouw gezichtsvorm en je lichaamsbouw.
- De tandkleur moet passen bij de kleur van je huid en ogen. Ook al ben je ouder, dat hoeft nog niet te betekenen dat je kunstgebit donker van kleur moet worden. Vooral als je huid erg licht is, mogen je tanden het ook best zijn.
- De grootte van de tanden moet passen bij je postuur. Brede tanden bij een frêle dame kunnen al gauw het predicaat 'paardengebit' opleveren, terwijl dezelfde tanden bij een grotere vrouw juist prachtig zijn.
- Er moet voldoende steun gemaakt worden voor wangen en lippen, zodat je gezicht geen ingevallen indruk maakt. Dat heet lipvulling. Die wordt in de pasfase van de prothese aangebracht met was. Door extra toevoegen van was of juist was weghalen kan je tandarts exact bepalen hoeveel lipvulling nodig en wenselijk is. Als je meekijkt in de spiegel, bedenk dan dat je hoogstwaarschijnlijk de spieren om je mond iets meer spant dan normaal. De lipvulling kan daardoor te veel lijken. Ben je aan je gebit gewend en zijn je spieren ontspannen, dan is het waarschijnlijk precies goed. Iets lipvulling van de afgemaakte prothese weghalen is overigens simpeler dan iets erbij maken.
- Zit de lachlijn op de juiste hoogte? Met het ouder worden zakt de lachlijn, de lijn die de rand van je bovenlip vormt over je boventanden. Je tandarts kan je een wat jeugdiger uiterlijk geven, door de lachlijn in je nieuwe prothese hoger te leggen, je ziet dan 'meer tanden' als je lacht. Te veel is echter ook niet goed, als je lacht hoor je geen 'tandvlees' van je kunstgebit te zien.
- Als je je profiel in de spiegel bekijkt, moet de tandenrij oplopen vanaf de voortanden naar de kiezen achterin. Een 'hangend' gebit is niet mooi en staat erg onnatuurlijk.

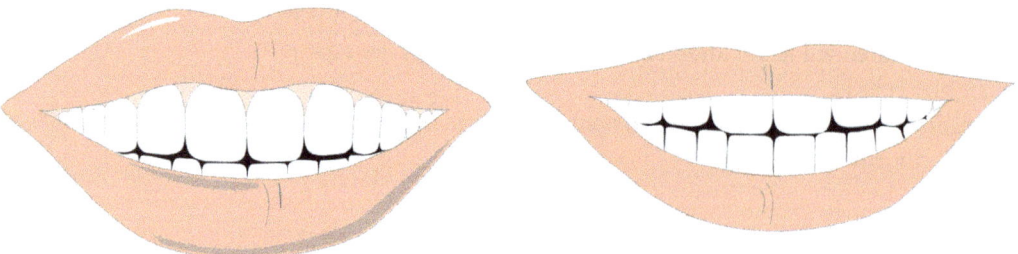

Afbeelding 3.73-3.74 Bij een 'jonge' lach is meestal een groot deel van de boventanden te zien. Met het toenemen van de leeftijd zakt de lachlijn en is vooral meer van de ondertanden te zien.

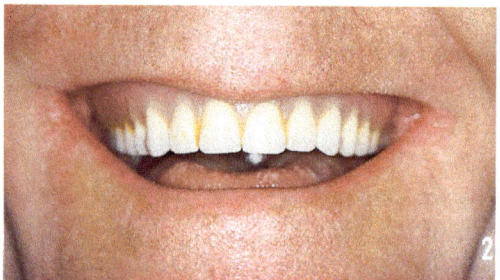 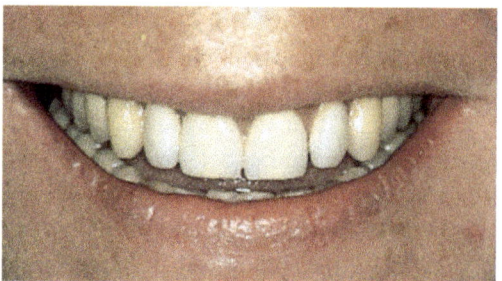

Afbeelding 3.75-3.76 Een aflopende tandenrij staat niet mooi. Een oplopende rij (rechts) is natuurlijk en jeugdig.

Lijst van gebruikte tandheelkundige termen

Amalgaam
De 'zilveren' vulling die steeds meer in onbruik raakt. Een legering van kwik en andere metalen

Afdruklepel
Metalen of kunststof 'schepje' dat gevuld wordt met afdrukmiddel. Hier moet je in 'happen' om een kopie in gips van je gebit te kunnen laten maken

Articulatie
Manier waarop boven- en onderelementen van het gebit over elkaar kunnen glijden

Avitaal element
Element waarvan de zenuw dood is of waarop een wortelkanaalbehandeling gedaan is

Bitewing
Röntgenfoto van onder- en bovenkiezen van de linker- of rechterkant van het gebit. De kronen van de kiezen staan op deze foto, niet de wortels. Deze foto wordt meestal gebruikt om te kijken of er gaatjes tussen de elementen zitten

Bracket
Metalen of porseleinen slotje dat op een element geplakt wordt voor het dragen van een vaste beugel

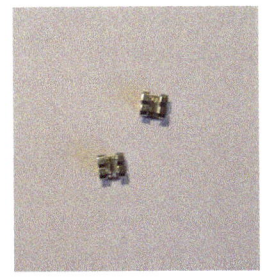

Afbeelding a Brackets.

Brug
Restauratie die een of meer ontbrekende gebitselementen vervangt. Deze restauratie is bevestigd op eigen gebitselementen die naast het 'lege' stuk staan en kan normaal gesproken niet uit de mond gehaald worden

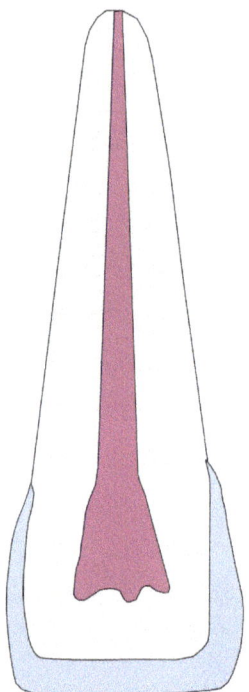

Afbeelding b *De tandkroon bestaat uit glazuur en dentine.*

Cariës
Aantasting van tandweefsel door bacteriën, tandbederf, 'gaatje'

Cement
Lijm waarmee restauraties (kronen enz.) op het gebitselement worden geplakt

Cofferdam
Rubberlapje van 10 × 10 cm, dat voor de mond gespannen wordt om speeksel van de te behandelen elementen weg te houden

Composiet
Tandkleurig vulmateriaal. De 'witte vulling' die tegenwoordig het meest gebruikt wordt als vulmateriaal, ook als alternatief voor de grijze amalgaamvullingen

Convectiekroon
Fabrieksmatig vervaardigde kroon van kunststof of roestvrij staal, bedoeld om semipermanent, dus voor langere tijd, geplaatst te worden. Wordt gebruikt op aangetaste melkelementjes, maar ook op blijvende elementen om bijvoorbeeld de kosten van een echte kroon uit te stellen

Cuspidaat
Hoektand

Dentine
Tandbeen, het weefsel dat het grootste gedeelte van de tand of kies vormt

Diagnose
De naam van de aandoening of ziekte die de tandarts bij jou constateert

Diasteem
Spleet tussen gebitselementen

Diastemengebit
Gebit met spleetjes tussen alle tanden en kiezen

Direct vervaardigd
Vervaardigd in de mond door de tandarts

Dummy
Kunstelement, brugtussendeel, vervangt een ontbrekend element

Ectosteem
Buiten de tandenrij staand gebitselement. Een bovenhoektand breekt vaak ectosteem door, de zogenaamde dracula-tand

Element
Tand of kies

Esthetisch
Mooi, gericht op schoonheid

Esthetiek
Schoonheid

Etsbrug
Restauratie in de mond om een ontbrekend gebitselement te vervangen. Bestaat uit een kunstelement, dat met twee vleugels aan de naastgelegen elementen wordt gelijmd

Etstechniek
Methode om met een zuur het tandoppervlak op te ruwen zodat een restauratie aan het gebitselement geplakt kan worden

Extractie
Trekken van een gebitselement

Facing
Schildje van porselein of kunststof dat op de buitenzijde van een tand geplakt kan worden

Floss
Tandzijde

Foetor (ex ore)
Slechte adem

Fractuur
Breuk

Frame
Gedeeltelijke gebitsprothese. Vervangt ontbrekende gebitselementen. De kunstelementen staan op een metalen beugel die met klemmetjes (frame-ankers) om de eigen elementen houvast heeft

Front
De voortanden, de voorkant van het gebit dat bij lachen zichtbaar is; meestal wordt bedoeld het bovengebit van de linker hoektand tot de rechter hoektand

Gebitsschema
Figuur waarmee de gebitselementen aangeduid worden en waarin elk gebitselement een nummer krijgt

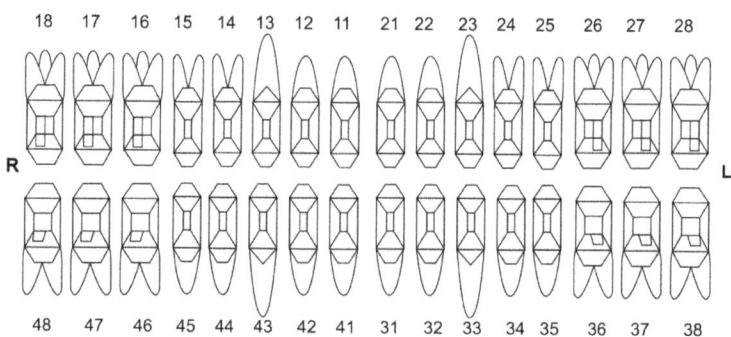

Afbeelding c
Gebitsschema.

Gemutileerd gebit
Beschadigd, ongezond gebit, door ontbrekende elementen, vullingen, gaatjes, ontstekingen enzovoort

Gingiva
Tandvlees rond het gebitselement

Gingivectomie
Wegsnijden van tandvlees

Gingivitis
Tandvleesontsteking

Glazuur
De harde afdeklaag van een gebitselement

Halitose
Slechte adem

Incisief
Snijtand

Indirect vervaardigd
Vervaardigd buiten de mond, veelal door een tandtechnicus

Inlay
Vulling die buiten de mond gemaakt wordt en daarna in het element gelijmd wordt. Kan van goud zijn, van kunststof of van porselein

Inslijpen
Beslijpen van de kauwvlakken van gebitselementen, zodanig dat de kauwvlakken weer goed op elkaar passen en ongestoord over elkaar heen kunnen glijden

Interdentaal
Tussen de tanden

Intraoraal
In de mond

Intraorale foto
Letterlijk: foto in de mond; meestal wordt bedoeld röntgenfoto van een of meer gebitselementen

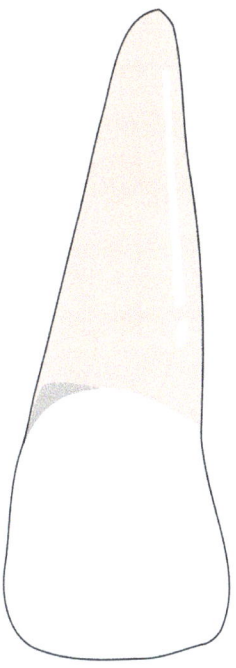

Afbeelding d Incisief.

Jacket (kroon)
Verouderde naam voor een porseleinen kroon op een tand

Kegeltand
Misvormd tandje, kleiner dan normaal en met één punt

Kroon
1 Restauratie van een gebitselement die het grootste gedeelte van het gebitselement omvat, buiten de mond wordt vervaardigd en op het element gelijmd wordt. Wordt gemaakt van goud, andere metalen, kunststof, porselein of combinatie goud/porselein
2 Gedeelte van een gebitselement dat boven het tandvlees uitsteekt

Lachlijn
Denkbeeldige lijn die de onderrand van de bovenlip bij lachen vormt op de boventanden. Hoge lachlijn: er is veel van de boventanden zichtbaar bij lachen. Lage lachlijn: er is weinig van de boventanden zichtbaar bij lachen

Laterale incisief
Tweede snijtand (tussen de centrale incisief en de hoektand in)

Legering
Mengsel van verschillende metalen

Linguale bar
Metalen band om linker- en rechterdeel van een prothese te verbinden, lopend aan de tongzijde van de ondertanden

Mandibula
Onderkaak

Matrixband
Metalen bandje of ringetje dat rond een element wordt aangebracht tijdens het vullen, om te voorkomen dat vulsel tussen de elementen terechtkomt

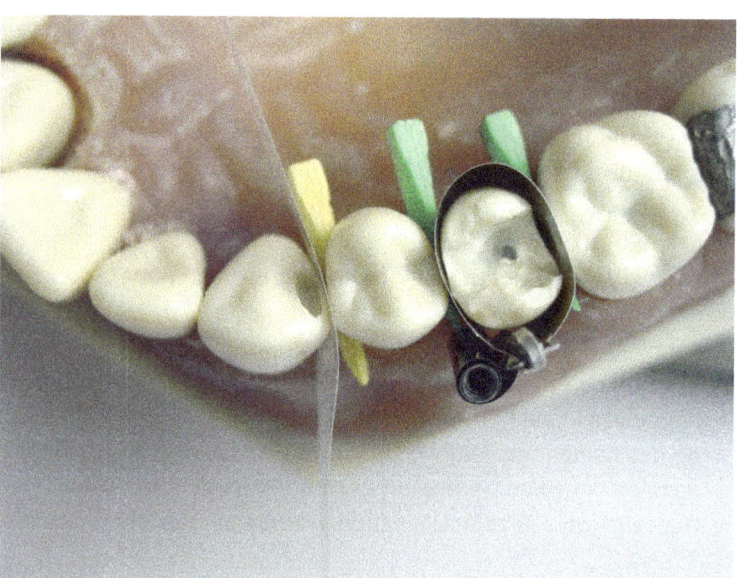

Afbeelding e
Matrixbanden en wiggen.

Maxilla
Bovenkaak

Molaar
Kies

Mondhygiënist
Medewerker in de tandheelkundige gezondheidszorg, opgeleid voor het geven van tandheelkundige voorlichting en het professioneel reinigen van het gebit

Occlusie
Manier waarop de boven- en onderelementen op elkaar staan

Omslijping
Afslijpen van (een deel van) de buitenlaag van een gebitselement om er een restauratie op te kunnen maken

Opaak
Ondoorschijnend

Opbouw
Restauratie om een element waar nog maar erg weinig van over is (soms alleen nog maar de wortel) weer houvast te geven voor een daaroverheen passende restauratie die de oorspronkelijke vorm van het gebitselement herstelt

OPK
Opgebakken porseleinen kroon; metalen kroon met daarop een buitenlaag, gebakken van tandkleurig porselein, om de kroon op een echt gebitselement te laten lijken

Orthodontie
Gebitsregulatie, het rechtzetten van gebitselementen door middel van een beugel

Orthopantomogram
Grote overzichtsröntgenfoto van het hele gebit

Overbeet
Horizontaal: hoe ver de boventanden voor de ondertanden staan
Verticaal: hoe ver de boventanden over de ondertanden heen vallen

Afbeelding f
Orthopantomogram.

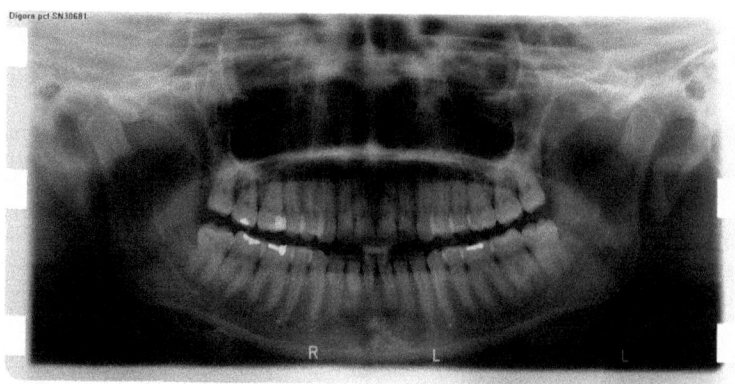

Panoramafoto
Overzichtsfoto van het hele gebit

Parodontitis
Tandvleesontsteking die zich uitgebreid heeft tot in het kaakbot

Parodontoloog
Een tandarts die zich gespecialiseerd heeft in tandvleesaandoeningen

Plak, tandplak
Zachte witte laag op de tanden, bestaande uit bacteriën en voedselresten

Plastische vulling
Vulling die direct in het element gemaakt kan worden. Is zacht tijdens verwerking en hardt uit in de mond

Prematuur contact
Een contact tussen boven- en onderelementen dat voorkomt dat boven- en ondergebit goed op elkaar kunnen sluiten. Een nieuwe restauratie kan een prematuur contact veroorzaken

Profylaxe
Voorzorgsmaatregel. In de tandheelkunde: het voorkomen van gaatjes en tandvleesziekten

Progenie
Naar voren uitstekende onderkaak. In de volksmond ook wel 'centenbak' genoemd

Prothese
Kunst-lichaamsdeel. In de tandheelkunde is dit vaak de verkorte aanduiding van de volledige gebitsprothese

Rager
Borsteltje op metaaldraad (als pijpenrager) om ruimtes tussen gebitselementen schoon te maken

Reguleren
Gebitselementen rechtzetten met behulp van een beugel

Restauratie
Middel waarmee een gebitselement hersteld wordt, bijvoorbeeld een vulling, een kroon, een facing of een inlay

Retentie
Houvast

Retentiedraad
Dunne metaaldraad die achter de tanden wordt geplakt om te voorkomen dat de tanden gaan verschuiven

Retrusie
Achterwaartse stand van kaak of tanden

Röntgenschedelprofielfoto
Röntgenfoto genomen van de zijkant van het gezicht (en profil); de positie van de kaken en gebitselementen ten opzichte van de schedel is hierop zichtbaar

Set-up
Gebitsmodel waarop het eindresultaat van een beoogde verandering is weergegeven

Splint
Spalk; meestal gebruikt bij kaakgewrichtsklachten

Stiftopbouw
Stift van kunststof of metaal, die precies past in een wortelkanaal en dient om stevigheid te geven aan een element dat gerestaureerd moet worden

Afbeelding 9
Röntgenschedelprofielfoto.

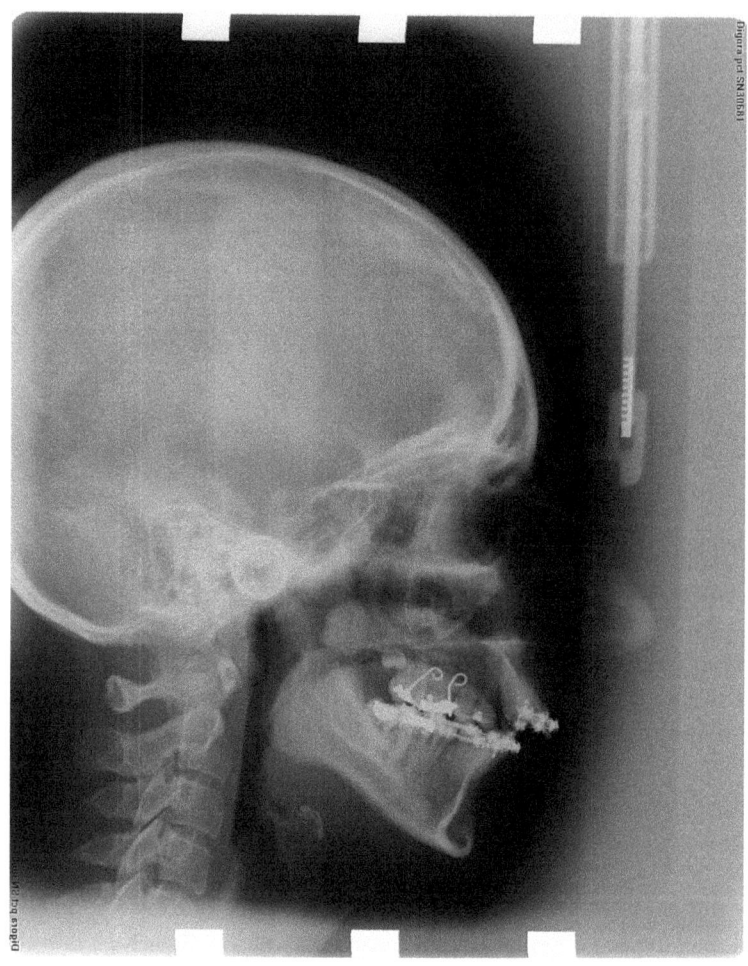

Stifttand
Verouderde term. Bedoeld werd een kroon voor een voortand, met een stiftopbouw eraan vast. Tegenwoordig wordt een kroon apart gemaakt van een stiftopbouw, indien een opbouw nodig is

Tandsteen
Door kalkzouten uit het speeksel verharde aanslag op de gebitselementen

Tape
Brede, bandvormige tandzijde

Trauma
Beschadiging, letsel

Uitneembare apparatuur
Losse beugel

Veneer
Zie facing

Vensterkroon
Verouderd soort kroon. Een gouden kroon met een ingelijmd porseleinen vlakje op de buitenzijde

Vitaliteitstest
Test om te bepalen of een gebitselement nog leeft. Dit wordt getest door middel van kou, warmte of een klein stroompje

Volledige prothese
Kunstgebit voor de gehele bovenkaak of voor de gehele onderkaak

Wasbeet
Een plaatje was, meestal U-vormig, waar je op dicht moet bijten om vast te leggen hoe de bovenkiezen ten opzichte van de onderkiezen staan

White spot
Witte vlek op gebitselement, meestal een begin van cariës. Ook: witte vlek door overdosering fluoride

Wortelkanaalstift
Metalen of kunststof stift die in het wortelkanaal van een element geplaatst wordt als het grootste deel van het element afwezig is, zodat toch nog houvast gevonden kan worden voor een restauratie

X-foto
Röntgenfoto

Zitting
Tandartsbezoek

Afbeelding h Witte vlekken op de tanden heten ook wel white spots of snowcaps.

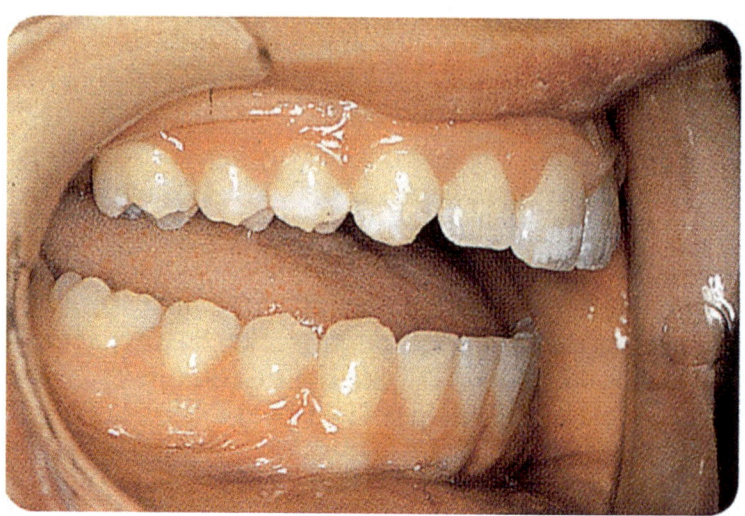

Meer informatie

Tandheelkundig informatiepunt
Voor vragen over tandheelkundige zorg of klachten daarover kun je terecht bij het Tandheelkundig Informatie Punt (TIP).
Telefonisch bereikbaar op werkdagen van 09.30 tot 12.00 uur via 0900-202 50 12 (€ 0,25 per minuut).
Het TIP geeft informatie en voorlichting over tandheelkunde in de meest uitgebreide zin, zoals informatie over verzekeringsvoorwaarden en vergoedingen, uitleg over de tarieven of over het soort verrichting, informatie over behandelingen en uitleg over klachtenprocedures.

www.ivorenkruis.nl
Het Ivoren Kruis is van oudsher dé instantie voor informatie over je gebit.

www.nvmk.nl
Nederlandse vereniging voor mondziekten en kaakchirurgie. Voor informatie over verschillende mondziekten en kaakchirurgische ingrepen.

www.tandartsennet.nl
Website van de NMT, de Nederlandse Maatschappij tot bevordering der Tandheelkunde, met veel patiënteninformatie.

www.ant-online.nl
Website van de ANT, de Associatie Nederlandse Tandartsen. Onder de knop 'info voor patiënten' vind je enige patiënteninformatie.

www.tandartsplein.nl en www.tandarts.nl
Beide sites bevatten veel informatie maar ook veel reclame, let dus op het verschil tussen objectieve informatie en reclame.
Hetzelfde geldt voor de sites van bekende tandpastamerken.

In het boek In stijl (zie Literatuur) van Anna Beeftink vind je veel informatie over gezichtsvormen, stijltypen en kleurtypen. Je komt met je kennis daaromtrent beslagen ten ijs als je met je tandarts wilt overleggen over bij jou passende tandvorm en -kleur.

Literatuur

Beeftink, A. *In Stijl*. Utrecht: Forte, 2006.

Schuurs, A.H.B., & Amerongen, J.P. van. *Tanden bleken*. Houten: Bohn Stafleu van Loghum, 2006.

Jochems, A.A.F., & Joosten, F.W.G.M. *Coëlho Zakwoordenboek der Geneeskunde*. Amsterdam: Elsevier, 2006.

Tempel, F.J., & Houwink, B. *Tandheelkundig woordenboek*. Houten: Bohn Stafleu van Loghum, 2002.

Linden, F.P.G.M. *Orthodontische concepten en adviezen*. Houten: Bohn Stafleu van Loghum, 2003.

Cune, M.S., & Meijer, G.J. *Implantologie in partieel dentate situaties*. Houten: Bohn Stafleu van Loghum, 2003.

GPSR Compliance
The European Union's (EU) General Product Safety Regulation (GPSR) is a set of rules that requires consumer products to be safe and our obligations to ensure this.

If you have any concerns about our products, you can contact us on

ProductSafety@springernature.com

In case Publisher is established outside the EU, the EU authorized representative is:

Springer Nature Customer Service Center GmbH
Europaplatz 3
69115 Heidelberg, Germany